I0446382

Geriatrische

Krankenpflege

Der vollständige Leitfaden

ALEXANDRE CAREWELL

Inhaltsverzeichnis

4

Umgang mit häufigen medizinischen 228
Notfällen bei älteren Menschen.

Kapitel 1

Einführung in die Geriatrie und die Rolle des Krankenpflegers

Die Besonderheiten der geriatrischen Pflege

- **Die Definition von Geriatrie und älteren Menschen**

Die Geriatrie ist ein spezialisierter Zweig der Medizin, der sich mit der Untersuchung und Behandlung von Gesundheitsproblemen befasst, die speziell bei älteren Menschen auftreten. Sie zielt darauf ab, die Lebensqualität zu verbessern und die mit dem Altern verbundenen medizinischen und psychosozialen Komplikationen zu verhindern. Die Geriatrie erkennt an, dass der Alterungsprozess mit physiologischen, psychologischen und sozialen Veränderungen einhergeht, und zielt darauf ab, die Pflege entsprechend anzupassen.

Der Begriff "ältere Person" kann sich von einem kulturellen und medizinischen Kontext zum anderen unterscheiden. Im Allgemeinen wird jedoch davon ausgegangen, dass ein älterer Mensch eine Person ist, die ein bestimmtes Alter überschritten hat, das häufig mit dem Ruhestand in Verbindung gebracht wird, und in die Lebensphase eintritt, in der sie anfälliger für Gesundheitsprobleme und Funktionseinschränkungen sein kann.

Obwohl das spezifische Alter variieren kann, liegt der allgemein verwendete Schwellenwert für die Definition einer älteren Person im Allgemeinen bei etwa 65 Jahren. Diese Definition berücksichtigt jedoch nicht die individuelle Variabilität, da einige Personen über 65 Jahre bei ausgezeichneter Gesundheit und vollkommen unabhängig sein können, während andere möglicherweise mehr Unterstützung und Pflege benötigen.

Es ist wichtig zu beachten, dass sich die Geriatrie nicht nur auf die Bewältigung körperlicher Gesundheitsprobleme beschränkt. Sie berücksichtigt auch die emotionalen, sozialen und psychologischen Aspekte des Alterns. Ältere Menschen können mit Herausforderungen wie sozialer

Isolation, Depressionen, Angstzuständen und Verlust der Selbstständigkeit konfrontiert sein. Die geriatrische Versorgung berücksichtigt diese Aspekte und zielt auf eine ganzheitliche Unterstützung ab, um die Lebensqualität älterer Patienten zu verbessern.

Zusammenfassend lässt sich sagen, dass die Geriatrie ein medizinisches Fachgebiet ist, das sich auf die spezifischen Gesundheitsprobleme älterer Menschen konzentriert und dabei die physiologischen, psychologischen und sozialen Aspekte des Alterns berücksichtigt. Die Definition des Begriffs "ältere Person" kann variieren, der Schwerpunkt liegt jedoch auf der Anpassung der Pflege an die einzigartigen Bedürfnisse dieser Bevölkerungsgruppe.

- **Die besonderen gesundheitlichen Herausforderungen der älteren Bevölkerung**
Die Alterung der Bevölkerung geht mit einzigartigen gesundheitlichen Herausforderungen einher, die einen spezifisch angepassten medizinischen und pflegerischen Ansatz erfordern. Als Krankenpfleger ist es entscheidend, diese Herausforderungen zu verstehen, um eine umfassende und qualitativ hochwertige Pflege für ältere Menschen zu gewährleisten.

Chronische Krankheiten und Multimorbidität
Ältere Menschen neigen zu einer Häufung chronischer Krankheiten wie Bluthochdruck, Diabetes, Herzerkrankungen, Lungenerkrankungen und Gelenkproblemen. Multimorbidität - das gleichzeitige Auftreten mehrerer chronischer Krankheiten - macht die Pflege komplexer und erfordert eine enge Abstimmung zwischen den Gesundheitsfachkräften, um Wechselwirkungen von Medikamenten und Komplikationen zu vermeiden.

Gebrechlichkeit und Verlust der Selbstständigkeit
Mit zunehmendem Alter können manche Menschen eine körperliche Gebrechlichkeit entwickeln, die durch einen Verlust an Muskelmasse, Kraft und Widerstandsfähigkeit gekennzeichnet ist. Dies kann zu einer Verringerung der Selbstständigkeit und Mobilität führen. Stürze und Verletzungen infolge von Gebrechlichkeit sind ein großes Problem und erfordern eine proaktive Bewertung und Interventionen, um das Risiko zu minimieren.

Kognitive Störungen und Demenz
Kognitive Störungen, wie Demenz und Alzheimer, sind bei älteren Menschen weit verbreitet. Diese Erkrankungen können tiefgreifende Auswirkungen auf das tägliche Leben, die Entscheidungsfindung und die Fähigkeit, die persönliche Pflege zu bewältigen, haben. Krankenpfleger spielen eine entscheidende Rolle bei der Kommunikation mit Demenzkranken und bei der Umsetzung von Strategien zur Gewährleistung ihrer Sicherheit und ihres Wohlbefindens.

Soziale Isolation und psychische Gesundheit
Soziale Isolation ist eine große Herausforderung für viele ältere Menschen, vor allem für diejenigen, die allein leben oder Freunde und Verwandte verloren haben. Dies kann sich negativ auf die psychische Gesundheit auswirken und zu Depressionen und Angstzuständen führen. Krankenpflegern kommt eine entscheidende Rolle zu, indem sie emotionale Unterstützung bieten und die soziale Teilhabe fördern, um das psychosoziale Wohlbefinden älterer Patienten zu verbessern.

Prävention und Palliativmedizin
Die Prävention altersbedingter Gesundheitsprobleme wie Stürze, Infektionen und chronische Krankheiten ist für die Förderung der Lebensqualität älterer Menschen von entscheidender Bedeutung. Gleichzeitig spielt die Palliativmedizin - ein auf Lebensqualität ausgerichteter

Betreuungsansatz für Menschen mit unheilbaren Krankheiten - eine wichtige Rolle bei der Bewältigung von Symptomen und der emotionalen Unterstützung am Lebensende. Zusammenfassend lässt sich sagen, dass die spezifischen gesundheitlichen Herausforderungen der älteren Bevölkerung vielfältig und komplex sind. Als Krankenpfleger ist es von entscheidender Bedeutung, diese Herausforderungen zu erkennen und zu verstehen, um eine ganzheitliche, angepasste und auf die einzigartigen Bedürfnisse älterer Patienten ausgerichtete Pflege zu leisten.

- **Die Bedeutung des ganzheitlichen Ansatzes in der geriatrischen Pflege**

Der ganzheitliche Ansatz in der geriatrischen Versorgung ist grundlegend, um den komplexen und vernetzten Bedürfnissen älterer Menschen gerecht zu werden. Er erkennt an, dass die Gesundheit und das Wohlbefinden eines Menschen nicht nur von medizinischen Faktoren bestimmt werden, sondern auch von emotionalen, sozialen und spirituellen Aspekten. Als Krankenpfleger ist die Anwendung eines ganzheitlichen Ansatzes von entscheidender Bedeutung, um dieser Bevölkerungsgruppe eine umfassende und individuelle Pflege zukommen zu lassen.

Verständnis für das Individuum als Ganzes
Der ganzheitliche Ansatz bedeutet, jeden älteren Menschen als einzigartiges Individuum mit einer Geschichte, einer Persönlichkeit, Überzeugungen und Werten zu sehen, die seine Gesundheit und sein Wohlbefinden beeinflussen. Anstatt sich nur auf die Krankheit oder die Symptome zu konzentrieren, berücksichtigt der Krankenpfleger alle Aspekte des Lebens des Patienten, um einen Pflegeplan zu erstellen, der auf die spezifischen Bedürfnisse des Patienten zugeschnitten ist.

Integration psychosozialer und emotionaler Aspekte
Ältere Menschen können mit psychosozialen
Herausforderungen wie Einsamkeit, Verlust sozialer Rollen,
Depressionen und Angstzuständen konfrontiert sein. Ein
ganzheitlicher Ansatz erkennt die tiefgreifenden
Auswirkungen dieser Faktoren auf die allgemeine
Gesundheit eines älteren Menschen. Die geriatrische
Versorgung sollte emotionale und soziale Unterstützung
sowie Interventionen zur Verbesserung der mentalen und
emotionalen Lebensqualität umfassen.

Förderung der Selbstständigkeit und des Wohlbefindens
Der ganzheitliche Ansatz betont, wie wichtig es ist, die
Autonomie und das Wohlbefinden älterer Menschen zu
erhalten. Anstatt einseitige Entscheidungen zu treffen,
arbeitet der Krankenpfleger mit dem Patienten zusammen,
um Pflegeziele und Interventionen festzulegen, die seine
Entscheidungen und Vorlieben respektieren. Dieser Ansatz
fördert die Erhaltung der Würde und der Lebensqualität
des Patienten.

Präventive Pflege und Umgang mit chronischen
Krankheiten
In einer ganzheitlichen Perspektive spielt die Prävention
eine Schlüsselrolle. Die geriatrische Pflege umfasst die
Förderung einer gesunden Lebensweise, den proaktiven
Umgang mit chronischen Krankheiten und die Vermeidung
von Komplikationen. Mit einem ganzheitlichen Ansatz
identifiziert der Krankenpfleger Risiken und schlägt
Interventionen vor, die darauf abzielen, die Gesundheit
langfristig zu erhalten.

Alles in allem erkennt der ganzheitliche Ansatz in der
geriatrischen Pflege den älteren Menschen in seiner
Gesamtheit an und zielt auf eine Pflege ab, die seinen
körperlichen, emotionalen, sozialen und spirituellen
Bedürfnissen gerecht wird. Wenn Sie als Krankenpfleger
diesen Ansatz in Ihre Praxis integrieren, wird sichergestellt,
dass Ihre älteren Patienten eine qualitativ hochwertige

Pflege erhalten, die ihre Lebensqualität und ihr allgemeines Wohlbefinden steigert.

Die entscheidende Rolle des Krankenpflegers

- **Der Krankenpfleger als Dreh- und Angelpunkt des geriatrischen Pflegeteams**

Im Rahmen der geriatrischen Pflege nimmt der Krankenpfleger als Dreh- und Angelpunkt des Pflegeteams eine zentrale und wesentliche Rolle ein. Als Krankenpfleger sind Sie dafür verantwortlich, die Bemühungen des multidisziplinären Teams zu koordinieren, um eine ganzheitliche Pflege zu gewährleisten, die auf die einzigartigen Bedürfnisse älterer Menschen zugeschnitten ist.

Koordination von Gesundheitsfachkräften
Ältere Menschen können aufgrund ihrer komplexen Gesundheitsprobleme eine vielfältige und spezialisierte Pflege benötigen. Krankenpfleger spielen eine Schlüsselrolle bei der Koordinierung der Maßnahmen von Ärzten, Therapeuten, Sozialarbeitern und anderen an der Versorgung des Patienten beteiligten Gesundheitsfachkräften. Ihre Fähigkeit, diese Fachkenntnisse zusammenzuführen, stellt sicher, dass jeder Aspekt der Bedürfnisse des Patienten berücksichtigt wird.

Interdisziplinäre Kommunikation
Effektive Kommunikation ist ein Eckpfeiler der geriatrischen Pflege. Der Krankenpfleger fördert die Kommunikation zwischen den Mitgliedern des Pflegeteams und stellt sicher, dass alle relevanten Informationen ausgetauscht werden. Diese interdisziplinäre Kommunikation ermöglicht einen ganzheitlichen Pflegeansatz und vermeidet Lücken

im Umgang mit den medizinischen, psychosozialen und emotionalen Bedürfnissen des Patienten.

Individuelle Pflegeplanung

Jeder ältere Mensch hat aufgrund seiner Gesundheit, seiner Vorlieben und seiner Wertvorstellungen spezifische Bedürfnisse. Als Krankenpfleger sind Sie dafür verantwortlich, individuelle Pflegepläne zu erstellen, die diese Faktoren berücksichtigen. Dies kann die Verwaltung von Medikamenten, die Koordination von Therapien und die Durchführung spezifischer Interventionen zur Verbesserung der Lebensqualität des Patienten beinhalten.

Unterstützung von Patienten und Familien

Krankenpfleger spielen auch eine entscheidende Rolle bei der emotionalen und pädagogischen Unterstützung von Patienten und ihren Familien. Sie stellen Informationen über Behandlungen, Pflege und Selbstmanagementstrategien zur Verfügung. Indem Sie die Sorgen und Fragen der Patienten und ihrer Angehörigen verstehen, tragen Sie dazu bei, ein Klima des Vertrauens und des Einfühlungsvermögens zu schaffen.

Förderung der Kontinuität der Pflege

Angesichts der chronischen und komplexen Natur altersbedingter Gesundheitsprobleme ist die Kontinuität der Pflege in der geriatrischen Pflege von entscheidender Bedeutung. Der Krankenpfleger sorgt für einen reibungslosen Übergang zwischen den verschiedenen Versorgungsebenen, vom Krankenhaus in die häusliche Umgebung oder in ein Pflegeheim. Dadurch wird sichergestellt, dass die Patienten eine kohärente und koordinierte Versorgung erhalten.

Alles in allem nimmt der Krankenpfleger als Dreh- und Angelpunkt des geriatrischen Pflegeteams eine zentrale Position ein. Ihre Rolle bei der Koordination, Kommunikation und Planung der individuellen Pflege ist entscheidend für eine hochwertige und ganzheitliche Pflege älterer Menschen, bei der alle Aspekte ihrer Gesundheit und ihres Wohlbefindens berücksichtigt werden.

- **Interdisziplinäre Zusammenarbeit im geriatrischen Kontext**

Eine wirksame und ganzheitliche Betreuung älterer Menschen erfordert einen interdisziplinären Ansatz, bei dem verschiedene medizinische Fachrichtungen und Gesundheitsfachkräfte eng zusammenarbeiten, um den komplexen Bedürfnissen dieser Bevölkerungsgruppe gerecht zu werden. Die interdisziplinäre Zusammenarbeit ist von entscheidender Bedeutung, um eine umfassende und angemessene Versorgung im geriatrischen Kontext zu gewährleisten.

Die Vielfalt der beteiligten Berufe

In der geriatrischen Pflege kann das Pflegeteam aus Ärzten, Krankenpflegern, Physio- und Beschäftigungstherapeuten, Sozialarbeitern, Psychologen, Ernährungswissenschaftlern und anderen Gesundheitsfachkräften bestehen. Jeder bringt sein einzigartiges Fachwissen ein, das zu einem umfassenden Pflegeansatz beiträgt.

Koordination der Interventionen

Die interdisziplinäre Zusammenarbeit erfordert eine enge Abstimmung zwischen den beteiligten Gesundheitsfachkräften. Der Krankenpfleger übernimmt häufig die Rolle des Koordinators und sorgt dafür, dass medizinische Informationen und Pflegepläne unter den Teammitgliedern ausgetauscht werden. Dadurch werden Doppelarbeit und Fehler vermieden und ein einheitliches Vorgehen bei der Pflege ermöglicht.

Austausch von Fachwissen

Jede Fachkraft bringt ihr spezifisches Fachwissen in die Betreuung des älteren Patienten ein. Ärzte können medizinische Probleme beurteilen und diagnostizieren, Therapeuten können an der körperlichen Rehabilitation arbeiten, Sozialarbeiter können bei psychosozialen Aspekten helfen, und so weiter. Durch interdisziplinäre Zusammenarbeit können diese Expertisen für einen umfassenden Ansatz integriert werden.

Patientenzentrierte Pflegeplanung

Die interdisziplinäre Zusammenarbeit stellt den Patienten in den Mittelpunkt der Entscheidungsfindung. Die Angehörigen der Gesundheitsberufe arbeiten zusammen, um personalisierte Pflegepläne zu entwickeln, die auf die spezifischen Bedürfnisse und Vorlieben des Patienten eingehen. Dieser Ansatz gewährleistet eine ganzheitliche Pflege, die alle Bedürfnisse des Patienten berücksichtigt.

Verbesserung der Ergebnisse und der Qualität der Pflege

Die interdisziplinäre Zusammenarbeit hat sich als wirksam erwiesen, um die klinischen Ergebnisse und die Qualität der Versorgung zu verbessern. Die kombinierten Ansätze der verschiedenen Berufsgruppen ermöglichen eine umfassendere Beurteilung und Behandlung der komplexen Bedürfnisse älterer Patienten. Dies kann zu einem besseren Umgang mit chronischen Krankheiten, einer Verringerung von Komplikationen und einer allgemeinen Verbesserung der Lebensqualität führen.

Alles in allem ist die interdisziplinäre Zusammenarbeit ein Grundpfeiler einer effektiven geriatrischen Versorgung. Als Krankenpfleger stellt Ihre Rolle bei der Koordination und Kommunikation zwischen den verschiedenen Teammitgliedern sicher, dass jeder Patient eine ganzheitliche und gut koordinierte Pflege erhält, und fördert so die Verbesserung der Gesundheit und des Wohlbefindens älterer Menschen.

- **Die Kernkompetenzen des Krankenpflegers**

Als Krankenpfleger benötigen Sie eine Reihe spezifischer Fähigkeiten, um eine umfassende, ganzheitliche und auf die einzigartigen Bedürfnisse älterer Menschen zugeschnittene Pflege zu gewährleisten. Diese Fähigkeiten sind entscheidend, um die Sicherheit, das Wohlbefinden und die Qualität der Pflege für diese gefährdete Bevölkerungsgruppe zu gewährleisten.

Globale und individuelle Bewertung

Die gründliche Beurteilung älterer Patienten ist entscheidend, um ihre medizinischen, psychosozialen und emotionalen Bedürfnisse zu verstehen. Sie müssen in der Lage sein, die kognitive Funktion, die Mobilität, die Lebensgewohnheiten, die Krankengeschichte und die Vorlieben des Patienten zu beurteilen. Diese umfassende Beurteilung hilft Ihnen bei der Erstellung eines individuellen Pflegeplans.

Kommunikation und aufmerksames Zuhören

Kommunikationsfähigkeiten sind entscheidend für den Aufbau vertrauensvoller Beziehungen zu älteren Patienten und ihren Familien. Sie müssen auf die Sorgen und Bedürfnisse des Patienten eingehen und gleichzeitig klare Informationen über Behandlungen, Verfahren und Pflegeoptionen bereitstellen. Insbesondere bei Patienten mit kognitiven Beeinträchtigungen ist eine angepasste Kommunikation erforderlich.

Umgang mit Schmerzen und Symptomen

Ältere Menschen haben häufig mit chronischen Schmerzen und anderen Symptomen im Zusammenhang mit ihren medizinischen Erkrankungen zu kämpfen. Sie müssen über Fähigkeiten im Schmerzmanagement verfügen, um Schmerzen bei Patienten wirksam beurteilen, behandeln und überwachen zu können. Die Bewältigung von Symptomen wie Müdigkeit, Atemnot und Übelkeit ist ebenfalls entscheidend für die Verbesserung der Lebensqualität.

Prävention und Gesundheitserziehung
Als Krankenpfleger/in spielen Sie eine Schlüsselrolle bei der Aufklärung von Patienten und ihren Familien über gesunde Lebensweisen, die Vermeidung von Komplikationen und den Umgang mit chronischen Krankheiten. Sie müssen in der Lage sein, jedem Patienten klare und auf ihn zugeschnittene Informationen zu geben, um ihm zu helfen, fundierte Entscheidungen über seine Gesundheit zu treffen.

Ethik und Empathie
Die Arbeit mit älteren Menschen erfordert ein erhöhtes Bewusstsein für ethische Fragen wie die Achtung der Autonomie, Entscheidungen am Lebensende und die gemeinsame Entscheidungsfindung. Sie müssen Einfühlungsvermögen und Respekt für die Überzeugungen und Werte der Patienten zeigen und dabei medizinische und ethische Erwägungen gegeneinander abwägen.

Palliativmedizin und Lebensende
Fähigkeiten in der Palliativmedizin sind entscheidend, um Patienten am Lebensende emotionale und medizinische Unterstützung zu bieten. Sie müssen in der Lage sein, mit Symptomen umzugehen, der Familie Unterstützung zu bieten und ehrliche und respektvolle Gespräche über die Vorlieben und Ziele des Patienten am Lebensende zu ermöglichen.

Insgesamt sind die Kernkompetenzen des Krankenpflegers vielfältig und komplex. Sie umfassen technische, emotionale, ethische und kommunikative Aspekte. Wenn Sie diese Fähigkeiten entwickeln, sind Sie besser darauf vorbereitet, eine qualitativ hochwertige, auf ältere Patienten ausgerichtete Pflege zu leisten und dabei die Sicherheit, das Wohlbefinden und die Würde der Patienten während des gesamten Pflegeprozesses zu gewährleisten.

Demografische Entwicklung und wachsende Bedeutung der Geriatrie

- **Globale demografische Trends und Alterung der Bevölkerung**

Die Alterung der Bevölkerung ist ein wichtiger demografischer Trend, der erhebliche Auswirkungen auf die Gesundheitssysteme, die Sozialpolitik und die medizinische Versorgung in der ganzen Welt hat. Das Verständnis der globalen demografischen Trends im Zusammenhang mit der Alterung ist für Krankenpfleger von entscheidender Bedeutung, da es darüber informiert, wie die Pflege älterer Menschen geplant und bereitgestellt wird.

Wachstum der älteren Bevölkerung
Weltweit steigt der Anteil der Menschen im Alter von 60 Jahren und älter aufgrund der höheren Lebenserwartung und der niedrigeren Fertilitätsraten in vielen Ländern rapide an. Dieses schnelle Wachstum der älteren Bevölkerung führt zu einer erhöhten Nachfrage nach geriatrischer Versorgung und Gesundheitsdienstleistungen, die auf die besonderen Bedürfnisse dieser Bevölkerungsgruppe zugeschnitten sind.

Faktoren der Bevölkerungsalterung
Mehrere Faktoren tragen zur Alterung der Bevölkerung bei. Die Verbesserung der medizinischen Versorgung, der Lebensbedingungen und der Hygiene hat zu einem Anstieg der Lebenserwartung geführt. Gleichzeitig gehen die Geburtenraten in vielen Ländern tendenziell zurück, was dazu führt, dass der Anteil der älteren Menschen im Vergleich zu den jüngeren steigt.

Folgen für die Gesundheitssysteme

Die Alterung der Bevölkerung wirkt sich auf die Gesundheitssysteme aus, da sie zu einer höheren Nachfrage nach medizinischer Versorgung und Gesundheitsdienstleistungen führt. Der Bedarf an der Bewältigung chronischer Krankheiten, an Palliativpflege und langfristiger Unterstützung wird dringender. Krankenpfleger spielen eine entscheidende Rolle bei der Bereitstellung dieser angepassten Pflege.

Soziale und wirtschaftliche Herausforderungen

Die Bevölkerungsalterung kann auch soziale und wirtschaftliche Herausforderungen mit sich bringen, wie z. B. den Druck auf die Rentensysteme, den Bedarf an angemessenen Wohnungen und die Notwendigkeit, eine angemessene Unterstützung für schutzbedürftige ältere Menschen zu gewährleisten. Von Krankenpflegern wird erwartet, dass sie mit anderen Berufsgruppen zusammenarbeiten, um diese Herausforderungen zu bewältigen und die Lebensqualität älterer Menschen zu gewährleisten.

Bedeutung der präventiven Planung

Angesichts dieser demografischen Trends ist es von entscheidender Bedeutung, dass Regierungen, Gesundheitseinrichtungen und Angehörige der Gesundheitsberufe proaktiv die Ressourcen und Dienstleistungen planen, die erforderlich sind, um den steigenden Bedürfnissen der älteren Bevölkerung gerecht zu werden. Der Krankenpfleger spielt eine Schlüsselrolle bei der Gesundheitsförderung und Krankheitsprävention, um das langfristige Wohlbefinden älterer Menschen zu gewährleisten.

Zusammenfassend lässt sich sagen, dass die weltweiten demografischen Trends eindeutig darauf hindeuten, dass die Alterung der Bevölkerung ein zunehmendes Phänomen ist, das erhebliche Auswirkungen auf die geriatrische

Pflege und die Bereitstellung angemessener Gesundheitsdienste hat. Krankenpfleger stehen an der Spitze dieser Entwicklung, bieten eine qualitativ hochwertige Pflege und tragen zur Entwicklung nachhaltiger Gesundheitssysteme für ältere Menschen bei.

- **Sozioökonomische Implikationen des Wachstums bei älteren Menschen**

Das Wachstum der älteren Bevölkerung hat erhebliche sozioökonomische Auswirkungen in Gesellschaften auf der ganzen Welt. Diese Auswirkungen betreffen verschiedene Aspekte des täglichen Lebens, von den Rentensystemen über die Gesundheitsdienste bis hin zur Wirtschaft im Allgemeinen.

Druck auf die Rentensysteme

Das Wachstum der älteren Menschen übt Druck auf die Rentensysteme aus, da immer mehr Menschen das Rentenalter erreichen und beginnen, Rentenleistungen in Anspruch zu nehmen. Dieser Druck kann die finanzielle Tragfähigkeit der Rentensysteme gefährden und erfordert Anpassungen und Reformen, um die Stabilität und Nachhaltigkeit langfristig zu gewährleisten.

Bedarf an Gesundheits- und Sozialleistungen

Ältere Menschen haben häufig einen komplexeren und chronischeren Bedarf an Gesundheitsversorgung. Dieser erhöhte Bedarf an medizinischer und sozialer Versorgung stellt eine zusätzliche Belastung für die Gesundheitssysteme und Sozialdienste dar. Die Infrastruktur und die Ressourcen müssen angepasst werden, um diesen besonderen Bedürfnissen gerecht zu werden.

Arbeitskräfte und Spätberentung

Die Alterung der Bevölkerung kann sich auch auf die Arbeitskräfte auswirken, da sich einige Personen möglicherweise dafür entscheiden, länger zu arbeiten, um die Auswirkungen der Alterung auf die Rentensysteme auszugleichen. Dies kann zu veränderten Arbeitsmodellen und einem erhöhten Weiterbildungsbedarf älterer Arbeitnehmer führen.

Wirtschaft und Konsum

Die ältere Bevölkerung kann Konsummuster beeinflussen, mit einer erhöhten Präferenz für bestimmte Produkte und Dienstleistungen, die speziell auf die Bedürfnisse älterer Menschen zugeschnitten sind. Dies kann auch Auswirkungen auf die Wirtschaft haben, indem die Nachfrage nach Gesundheitsfürsorge, angepassten Produkten und Dienstleistungen im Zusammenhang mit dem Wohlbefinden älterer Menschen angekurbelt wird.

Auswirkungen auf Familien

Das Wachstum der älteren Menschen kann die Familiendynamik beeinflussen, da Familien unter Umständen die Pflege älterer Menschen übernehmen müssen. Dies kann zu Herausforderungen in Bezug auf das Management von Zeit, Ressourcen und Lebensqualität führen, bietet aber auch Möglichkeiten zur Stärkung generationsübergreifender Bindungen.

Öffentliche Politik und Planung

Die sozioökonomischen Auswirkungen der Bevölkerungsalterung erfordern eine gründliche Überlegung bei der Planung der öffentlichen Politik. Es müssen Initiativen zur Unterstützung der Gesundheitsversorgung, der Altersvorsorge, der Beschäftigung älterer Menschen und zur Verbesserung der Lebensqualität entwickelt werden. Krankenpfleger spielen in Zusammenarbeit mit anderen Berufsgruppen eine wichtige Rolle bei der Formulierung und Umsetzung dieser politischen Maßnahmen.

Zusammenfassend lässt sich sagen, dass das Wachstum der älteren Bevölkerung sozioökonomische Implikationen hat, die verschiedene Aspekte der Gesellschaft betreffen. Die mit diesen Implikationen verbundenen Herausforderungen und Chancen erfordern einen ganzheitlichen Ansatz, um sicherzustellen, dass die Bedürfnisse älterer Menschen in der Politik, in den Gesundheitssystemen und in wirtschaftlichen Strategien berücksichtigt werden und gleichzeitig ihr Wohlergehen und ihre Lebensqualität gewährleistet werden.

- **Reaktionen des Gesundheitssystems und Zukunftsperspektiven in der Geriatrie**

Angesichts der Herausforderungen, die sich aus der alternden Bevölkerung ergeben, müssen sich die Gesundheitssysteme weltweit anpassen, um eine qualitativ hochwertige geriatrische Versorgung zu gewährleisten und den einzigartigen Bedürfnissen älterer Menschen gerecht zu werden. Zu den Zukunftsperspektiven der Geriatrie gehören Strategien zur Verbesserung der Versorgung, zur Sicherung der Qualität der Pflege und zur Förderung des Wohlbefindens älterer Patienten.

Entwicklung von Spezialdiensten

Die Gesundheitssysteme müssen spezialisierte geriatrische Dienste entwickeln, um den besonderen Bedürfnissen älterer Menschen gerecht zu werden. Dazu gehört auch die Einrichtung von geriatrischen Kliniken, Spezialabteilungen in Krankenhäusern und Pflegeheimen, die auf die medizinischen, emotionalen und sozialen Bedürfnisse älterer Patienten zugeschnitten sind.

Weiterbildung für Gesundheitsfachkräfte

Angehörige der Gesundheitsberufe, einschließlich Krankenpfleger, müssen sich kontinuierlich fortbilden, um die für die Betreuung älterer Patienten erforderlichen Fähigkeiten zu erwerben. Die Ausbildung sollte die medizinischen, psychosozialen und ethischen Aspekte der geriatrischen Versorgung abdecken und dabei die Trends und Fortschritte in diesem Bereich berücksichtigen.

Integration von Palliativmedizin und Sterbebegleitung
Die Integration der Palliativmedizin und der Pflege am Lebensende in die geriatrische Pflegepraxis ist von entscheidender Bedeutung, um einen ganzheitlichen und patientenzentrierten Ansatz zu gewährleisten. Gesundheitsfachkräfte müssen in einfühlsamer Kommunikation und Symptommanagement geschult werden, um Patienten und ihren Familien am Lebensende optimale Unterstützung zu bieten.

Technologie und Innovation
Technologische Fortschritte können in der geriatrischen Versorgung eine wichtige Rolle spielen. Telehealth-Anwendungen, Heimüberwachungsgeräte und digitale Lösungen können den Zugang zur Gesundheitsversorgung, den Umgang mit chronischen Krankheiten und die Kommunikation zwischen Patienten, Familien und Gesundheitsfachkräften verbessern.

Gesundheitsförderung und Prävention
Bemühungen zur Gesundheitsförderung und Prävention sind entscheidend, um die Lebensqualität älterer Menschen zu verbessern. Die Gesundheitssysteme müssen einen gesunden Lebensstil, Impfungen, Früherkennung und proaktive Behandlung chronischer Krankheiten fördern, um Komplikationen und unnötige Krankenhausaufenthalte zu verhindern.

Forschung und Innovation in der Geriatrie
Eine kontinuierliche Forschung im Bereich der Geriatrie ist notwendig, um die besonderen Bedürfnisse älterer Menschen besser zu verstehen, neue Behandlungsansätze zu entwickeln und die Pflegepraktiken zu verbessern. Fortschritte in der Forschung können dazu beitragen, die

geriatrische Versorgung umzugestalten und künftige Herausforderungen wirksam anzugehen.

Alles in allem zielen die Antworten des Gesundheitssystems und die Zukunftsperspektiven in der Geriatrie darauf ab, die Pflege so anzupassen, dass sie den wachsenden Bedürfnissen älterer Menschen gerecht wird. Durch die Einrichtung spezialisierter Dienste, Investitionen in die Ausbildung, die Integration von Palliativmedizin und innovativen Technologien können Gesundheitsfachkräfte, einschließlich Krankenpfleger, dazu beitragen, die Lebensqualität und die Würde älterer Patienten in den kommenden Jahren zu verbessern.

Kapitel 2

Medizinische und physiologische Aspekte des Älterwerdens

Physiologische Veränderungen im Zusammenhang mit dem Altern

- **Hautveränderungen und Auswirkungen auf die Gesundheit**

Hautveränderungen treten bei älteren Menschen häufig auf und können erhebliche Auswirkungen auf ihre Gesundheit und ihr Wohlbefinden haben. Als Krankenpfleger ist es von entscheidender Bedeutung, diese Hautveränderungen zu verstehen und geeignete Maßnahmen zur Vorbeugung, Beurteilung und Bewältigung dieser Hautprobleme zu ergreifen.

Atrophie der Haut

Hautatrophie ist eine Abnahme der Hautdicke aufgrund des Verlusts von Kollagen und Elastin. Dadurch wird die Haut dünner, brüchiger und anfälliger für Blutergüsse. Hautatrophie kann das Risiko von Wunden und Druckgeschwüren erhöhen und erfordert eine sorgfältige Überwachung und Eingriffe zur Vermeidung von Komplikationen.

Xerosis (trockene Haut)

Xerosis tritt häufig bei älteren Menschen auf, da die Talgproduktion und der Feuchtigkeitsgehalt der Haut abnimmt. Trockene Haut kann zu Juckreiz, Rissen und Hautinfektionen führen. Der Krankenpfleger spielt eine wichtige Rolle, indem er die Patienten über die Bedeutung der Feuchtigkeitsversorgung aufklärt und geeignete Produkte empfiehlt.

Druckgeschwüre (Dekubitus)

Druckgeschwüre sind Wunden, die durch anhaltenden Druck auf bestimmte Körperbereiche entstehen, häufig bei Menschen, die unbeweglich sind oder im Rollstuhl sitzen. Diese Geschwüre sind schmerzhaft, schwer zu heilen und können zu ernsthaften Komplikationen führen. Der

Krankenpfleger sollte vorbeugende Maßnahmen ergreifen, z. B. regelmäßige Positionswechsel und Druckentlastungsvorrichtungen.

Sonneninduzierte Hautverletzungen
Sonneninduzierte Hautschäden wie Altersflecken, aktinische Keratosen und Basalzellkarzinome sind bei älteren Menschen aufgrund der lebenslangen Sonnenexposition häufig anzutreffen. Aufklärung über Sonnenschutz und die Überwachung verdächtiger Hautläsionen sind entscheidend, um Komplikationen durch Hautkrebs zu verhindern.

Hautinfektionen
Ältere Menschen sind anfälliger für Hautinfektionen, da die Immunfunktion nachlässt und die Haut empfindlicher wird. Pilz-, bakterielle und virale Infektionen können zu Irritationen, Schmerzen und systemischen Komplikationen führen. Die Früherkennung und Behandlung von Hautinfektionen ist entscheidend, um die Ausbreitung und Komplikationen zu verhindern.

Psychosoziale Auswirkungen und Lebensqualität
Hautveränderungen können bei älteren Menschen psychosoziale Auswirkungen haben und ihr Selbstwertgefühl und ihre Lebensqualität beeinträchtigen. Juckreiz, Schmerzen und das veränderte Aussehen der Haut können emotionale Not verursachen. Als Krankenpfleger spielen Sie eine Rolle bei der Bereitstellung von einfühlsamer Pflege und emotionaler Unterstützung, um den Patienten bei der Bewältigung dieser Herausforderungen zu helfen.

Alles in allem sind Hautveränderungen bei älteren Menschen häufig und können erhebliche Auswirkungen auf ihre physische und psychosoziale Gesundheit haben. Als Krankenpfleger sollten Sie auf diese Veränderungen achten, die Patienten über Hautpflege aufklären,

Präventionsmaßnahmen durchführen und mit anderen Angehörigen der Gesundheitsberufe zusammenarbeiten, um eine umfassende und auf die individuellen Bedürfnisse der Patienten zugeschnittene Pflege zu gewährleisten.

Muskuloskelettale Veränderungen und funktionelle Folgen

Veränderungen des Bewegungsapparats sind bei älteren Menschen häufig und können zu erheblichen funktionellen Veränderungen führen. Als Krankenpfleger ist es von entscheidender Bedeutung, diese Veränderungen und ihre Auswirkungen zu verstehen, um eine angemessene Pflege zu leisten und den Patienten zu helfen, ihre Mobilität und Unabhängigkeit zu erhalten.

Verlust von Muskelmasse (Sarkopenie)
Der Verlust von Muskelmasse, bekannt als Sarkopenie, ist bei älteren Menschen aufgrund von Faktoren wie verminderter körperlicher Aktivität und hormonellen Veränderungen weit verbreitet. Sarkopenie kann zu Muskelschwäche, verminderter Mobilität und einem erhöhten Risiko von Stürzen führen. Als Krankenpfleger können Sie muskelaufbauende Übungen und eine ausgewogene Ernährung fördern, um die Auswirkungen der Sarkopenie zu minimieren.

Verlust der Knochendichte (Osteoporose)
Osteoporose, die durch einen Verlust der Knochendichte gekennzeichnet ist, kommt bei älteren Menschen häufig vor und kann das Risiko von Knochenbrüchen erhöhen. Brüchige Knochen können zu Brüchen des Oberschenkelhalses, des Handgelenks und der Wirbelsäule führen. Als Krankenpfleger können Sie Patienten darüber aufklären, wie wichtig die Einnahme von Kalzium und

Vitamin D sowie die Vermeidung von Stürzen für die Erhaltung der Knochengesundheit sind.

Gelenksteife und Arthrose

Altersbedingte Veränderungen können zu Gelenksteifigkeit und Arthrose führen, was die Beweglichkeit einschränken und Schmerzen verursachen kann. Zu den betroffenen Gelenken können Knie, Hüften und Hände gehören. Als Krankenpfleger können Sie Übungen für den Bewegungsumfang, entzündungshemmende Behandlungen und Schmerzbewältigungsstrategien fördern, um den Patienten zu helfen, ihre Funktionalität aufrechtzuerhalten.

Veränderungen der Körperhaltung und des Gleichgewichts

Veränderungen des Bewegungsapparats können zu Veränderungen der Körperhaltung und des Gleichgewichts führen und das Risiko von Stürzen bei älteren Menschen erhöhen. Veränderungen an der Wirbelsäule und der Verlust von Muskelmasse tragen zu diesen Problemen bei. Der Krankenpfleger kann mit Physiotherapeuten zusammenarbeiten, um Übungsprogramme zur Verbesserung der Körperhaltung, des Gleichgewichts und der Stabilität zu entwickeln.

Auswirkungen auf die Selbstständigkeit und die Lebensqualität

Diese muskuloskelettalen Veränderungen können sich erheblich auf die Selbstständigkeit und die Lebensqualität älterer Menschen auswirken. Der Verlust der Mobilität, Schmerzen und das Risiko von Stürzen können die täglichen Aktivitäten und die soziale Teilhabe einschränken. Als Krankenpfleger können Sie emotionale Unterstützung bieten, über Maßnahmen zur Sturzprävention aufklären und mit Rehabilitationsfachkräften zusammenarbeiten, um die Funktionalität zu verbessern.

Zusammenfassend lässt sich sagen, dass muskuloskelettale Veränderungen bei älteren Menschen erhebliche funktionelle Folgen haben. Als Krankenpfleger ist es von entscheidender Bedeutung, diese Veränderungen zu verstehen, ihre Auswirkungen auf die Gesundheit und Lebensqualität der Patienten zu beurteilen und mit anderen Gesundheitsberufen zusammenzuarbeiten, um eine umfassende Pflege zur Erhaltung der Mobilität, Funktionalität und Unabhängigkeit älterer Menschen zu gewährleisten.

• Hormonelle Veränderungen und ihre Auswirkungen

Hormonelle Veränderungen sind ein integraler Bestandteil des Alterungsprozesses und haben Auswirkungen auf die Gesundheit und das Wohlbefinden älterer Menschen. Als Krankenpfleger ist es wichtig, diese hormonellen Veränderungen und ihre Auswirkungen zu verstehen, um eine angemessene Pflege zu leisten und den Patienten bei der Bewältigung der damit verbundenen Herausforderungen zu helfen.

Menopause bei Frauen

Die Menopause, die in der Regel zwischen dem 45. und 55. Lebensjahr eintritt, führt zu einer deutlichen Abnahme der weiblichen Sexualhormone wie Östrogen und Progesteron. Dies kann Symptome wie Hitzewallungen, Schlaflosigkeit, vaginale Trockenheit und Stimmungsschwankungen verursachen. Als Krankenpfleger können Sie emotionale Unterstützung anbieten und Frauen über die Möglichkeiten der Symptombekämpfung, einschließlich der Hormontherapie, aufklären.

Hypogonadismus bei Männern

Hypogonadismus, eine Abnahme des Testosteronspiegels, ist bei älteren Männern häufig. Dies kann zu einer verminderten Libido, dem Verlust von Muskelmasse, erhöhter Müdigkeit und Erektionsproblemen führen. Als Krankenpfleger können Sie mit den Patienten die Symptome, Vorteile und potenziellen Risiken der Testosteronersatztherapie besprechen.

Auswirkungen auf die Knochengesundheit

Hormonelle Veränderungen, insbesondere der Rückgang des Östrogens bei Frauen in den Wechseljahren, können sich auf die Knochengesundheit auswirken. Der Verlust von Östrogen kann zum Verlust der Knochendichte beitragen und das Risiko von Osteoporose und Knochenbrüchen erhöhen. Als Krankenpfleger können Sie Patienten auf die Bedeutung von Ernährung, Bewegung und Nahrungsergänzungsmitteln für die Erhaltung der Knochengesundheit aufmerksam machen.

Einfluss auf den Stoffwechsel

Hormonelle Veränderungen können den Stoffwechsel und die Körperzusammensetzung beeinflussen. Die Verringerung des Grundumsatzes und die Umverteilung von Fett können zur Gewichtszunahme und zur Ansammlung von Bauchfett beitragen. Als Krankenpfleger können Sie Patienten darüber aufklären, wie wichtig ein gesunder Lebensstil, körperliche Aktivität und eine ausgewogene Ernährung sind, um ein gesundes Gewicht zu halten.

Psychologische und emotionale Folgen

Hormonelle Veränderungen können auch psychologische und emotionale Folgen haben. Hormonelle Schwankungen können die Stimmung, die Kognition und die Selbstwahrnehmung beeinflussen. Der Krankenpfleger spielt eine Rolle, indem er emotionale Unterstützung anbietet, sich die Sorgen der Patienten anhört und ggf. eine offene Kommunikation mit psychosozialen Fachkräften fördert.

Alles in allem sind hormonelle Veränderungen ein integraler Bestandteil des Alterns und haben erhebliche

Auswirkungen auf die körperliche und emotionale Gesundheit älterer Menschen. Als Krankenpfleger ist es wichtig, diese Veränderungen zu erkennen, die Patienten über Optionen zur Symptombekämpfung aufzuklären und mit anderen Gesundheitsfachkräften zusammenzuarbeiten, um eine umfassende Versorgung zu gewährleisten, die den individuellen Bedürfnissen der Patienten gerecht wird.

Wichtigste medizinische Erkrankungen bei älteren Menschen

- **Herz-Kreislauf-Erkrankungen: Bluthochdruck, koronare Herzkrankheit, Herzinsuffizienz**

Herz-Kreislauf-Erkrankungen sind eine Gruppe von medizinischen Erkrankungen, die bei älteren Menschen häufig auftreten und sich erheblich auf ihre Gesundheit und Lebensqualität auswirken können. Als Krankenpfleger ist es von entscheidender Bedeutung, diese Krankheiten zu verstehen und Strategien zur Prävention, Beurteilung und Verwaltung zu entwickeln, um eine qualitativ hochwertige Pflege zu gewährleisten.

Hoher Blutdruck
Bluthochdruck oder Hypertonie ist bei älteren Menschen häufig und kann das Risiko von Herzerkrankungen, Schlaganfällen und Nierenproblemen erhöhen. Als Krankenpfleger können Sie den Blutdruck der Patienten regelmäßig überwachen, gesunde Änderungen des Lebensstils (wie Salzreduktion und mehr körperliche Aktivität) fördern und bei der Verwaltung der verschriebenen Medikamente helfen.

Koronare Herzkrankheit (Angina pectoris und Myokardinfarkt)
Koronare Herzkrankheiten wie Angina pectoris (Brustschmerzen) und Myokardinfarkt (Herzinfarkt) sind bei

älteren Menschen aufgrund der Ansammlung von Plaques in den Arterien häufig. Diese Zustände können zu Herzbeschwerden und lebensbedrohlichen Komplikationen führen. Als Krankenpfleger müssen Sie in der Lage sein, Notfallsymptome zu erkennen, Patienten emotional zu unterstützen und mit dem medizinischen Team zusammenzuarbeiten, um eine schnelle Reaktion zu ermöglichen.

Herzinsuffizienz
Herzinsuffizienz, bei der das Herz das Blut nicht effizient pumpt, ist ein Zustand, der mit zunehmendem Alter häufiger auftritt. Zu den Symptomen gehören Müdigkeit, Kurzatmigkeit und geschwollene Beine. Krankenpfleger spielen eine entscheidende Rolle bei der Überwachung der Symptome, der Verwaltung der Medikamente und der Aufklärung der Patienten über die Anzeichen einer Dekompensation.

Prävention und Bildung
Die Prävention von Herz-Kreislauf-Erkrankungen ist bei älteren Menschen von entscheidender Bedeutung. Als Krankenpfleger können Sie Aufklärung über veränderbare Risikofaktoren wie Rauchen, Ernährung, körperliche Aktivität und Stressbewältigung anbieten. Sie können auch regelmäßige medizinische Untersuchungen fördern, um Herzerkrankungen frühzeitig zu erkennen und zu behandeln.

Globale Verwaltung
Ein umfassendes Management von Herz-Kreislauf-Erkrankungen erfordert eine enge Zusammenarbeit mit Ärzten, Kardiologen und anderen Angehörigen der Gesundheitsberufe. Krankenpfleger spielen eine Schlüsselrolle bei der Koordinierung der Pflege, der Überwachung von Symptomen, der Bereitstellung emotionaler Unterstützung und der Aufklärung von

Patienten und ihren Familien über den langfristigen Umgang mit diesen Zuständen.

Zusammenfassend lässt sich sagen, dass Herz-Kreislauf-Erkrankungen bei älteren Menschen häufig auftreten und besondere Aufmerksamkeit in Bezug auf Prävention, Beurteilung und Management erfordern. Krankenpfleger spielen eine zentrale Rolle bei der Förderung der Herzgesundheit, der Früherkennung von Problemen und der Bereitstellung einer ganzheitlichen Pflege, um die Lebensqualität zu verbessern und die mit Herzerkrankungen verbundenen Komplikationen zu verringern.

- **Stoffwechselstörungen: Typ-2-Diabetes, Dyslipidämie**

Stoffwechselstörungen wie Typ-2-Diabetes und Dyslipidämie sind häufige Gesundheitsprobleme bei älteren Menschen und können sich erheblich auf ihr Wohlbefinden auswirken. Als Krankenpfleger ist es von entscheidender Bedeutung, diese Stoffwechselstörungen zu verstehen und Präventions-, Management- und Aufklärungsstrategien anzuwenden, um eine umfassende Pflege zu gewährleisten.

Diabetes Typ 2

Typ-2-Diabetes ist bei älteren Menschen aufgrund von Faktoren wie Bewegungsmangel, Gewichtszunahme und Insulinresistenz häufig. Er kann zu schwerwiegenden Komplikationen wie Herz-Kreislauf-Erkrankungen, Nierenproblemen und Neuropathie führen. Krankenpfleger spielen eine entscheidende Rolle bei der Aufklärung der Patienten über den Umgang mit ihrem Blutzuckerspiegel, die Bedeutung einer ausgewogenen Ernährung, körperlicher Aktivität und der verschriebenen Medikamente.

Dyslipidämie

Dyslipidämie, die durch hohe Cholesterin- und/oder Triglyceridwerte im Blut gekennzeichnet ist, kann bei älteren Menschen das Risiko von Herzerkrankungen erhöhen. Als Krankenpfleger können Sie bei der Überwachung der Blutfettwerte helfen, Ratschläge für eine Ernährung mit wenig gesättigten Fettsäuren und Cholesterin geben und mit medizinischem Fachpersonal zusammenarbeiten, um die medikamentöse Behandlung gegebenenfalls anzupassen.

Prävention und Bildung

Die Vorbeugung von Stoffwechselstörungen ist für ältere Menschen von entscheidender Bedeutung. Als Krankenpfleger können Sie die Patienten über veränderbare Risikofaktoren wie Ernährung, körperliche Aktivität und Gewichtskontrolle aufklären. Sie können auch regelmäßige Vorsorgeuntersuchungen fördern, um Stoffwechselprobleme frühzeitig zu erkennen.

Holistische Verwaltung

Die ganzheitliche Behandlung von Stoffwechselstörungen beinhaltet die Koordination der medizinischen, ernährungswissenschaftlichen und pädagogischen Versorgung. Krankenpfleger spielen eine Schlüsselrolle, indem sie mit Ärzten, Ernährungsberatern und Diabetespädagogen zusammenarbeiten, um eine integrierte und individualisierte Versorgung zu gewährleisten. Sie können den Patienten auch emotionale Unterstützung anbieten, um ihnen bei der langfristigen Bewältigung dieser Zustände zu helfen.

Autonomie und Selbstverwaltung

Die Förderung der Selbstständigkeit und des Selbstmanagements ist für ältere Menschen mit Stoffwechselstörungen von entscheidender Bedeutung. Als Krankenpfleger können Sie die Patienten darüber aufklären, wie sie ihre Blutzuckerwerte überwachen, ihre

Medikamente verwalten und die Anzeichen von Komplikationen erkennen können. Sie können ihnen auch dabei helfen, Aktionspläne für den Fall einer Hyperglykämie oder Hypoglykämie zu entwickeln.

Zusammenfassend lässt sich sagen, dass Stoffwechselstörungen wie Typ-2-Diabetes und Dyslipidämie bei älteren Menschen weit verbreitet sind und einen proaktiven Ansatz zur Prävention, Bewertung und Verwaltung erfordern. Krankenpflegern kommt eine entscheidende Rolle bei der Aufklärung von Patienten, der Koordinierung der Pflege und der Förderung des Selbstmanagements zu, um die Lebensqualität zu verbessern und die mit diesen Stoffwechselstörungen verbundenen Risiken zu verringern.

- **Neurologische Erkrankungen: Demenz, Parkinson-Krankheit, Schlaganfälle**

Neurologische Erkrankungen wie Demenz, Parkinson und Schlaganfall sind bei älteren Menschen häufig und können sich erheblich auf ihre Kognition, Mobilität und Lebensqualität auswirken. Als Krankenpfleger ist es von entscheidender Bedeutung, diese Krankheiten zu verstehen und geeignete Pflegeansätze umzusetzen.

Demenz

Demenz ist eine Gruppe von neurodegenerativen Störungen, die die Kognition, das Gedächtnis und die Alltagsfunktion beeinträchtigen. Die Alzheimer-Krankheit ist eine der häufigsten Formen von Demenz. Als Krankenpfleger sollten Sie in der Lage sein, die frühen Anzeichen von Demenz zu erkennen, Patienten und Familien emotional zu unterstützen und bei der Bewältigung von Symptomen und kommunikativen Herausforderungen zu helfen.

Parkinson-Krankheit
Die Parkinson-Krankheit ist eine neurologische Störung, die durch Zittern, Muskelsteifheit und Koordinationsprobleme gekennzeichnet ist. Ältere Menschen mit Parkinson-Krankheit können Schwierigkeiten beim Gehen und bei der Bewältigung alltäglicher Aufgaben haben. Als Krankenpfleger können Sie körperliche Bewegung, physikalische Therapie und Medikamente fördern, um bei der Bewältigung der Symptome und der Verbesserung der Lebensqualität zu helfen.

Schlaganfall (zerebrovaskulärer Insult)
Schlaganfälle treten auf, wenn der Blutfluss zu einem Teil des Gehirns unterbrochen wird, wodurch das Gehirngewebe geschädigt wird. Schlaganfälle können zu einem Verlust der motorischen Funktion, zu Sprachstörungen und kognitiven Veränderungen führen. Als Krankenpfleger können Sie mit dem medizinischen Team zusammenarbeiten, um Notfallversorgung und Rehabilitation nach einem Schlaganfall zu gewährleisten, damit die Patienten ihre funktionelle Unabhängigkeit wiedererlangen können.

Prävention und Unterstützung
Die Vorbeugung neurologischer Erkrankungen beinhaltet häufig die Behandlung von Risikofaktoren wie Bluthochdruck und Diabetes, die zur Entwicklung dieser Zustände beitragen können. Als Krankenpfleger können Sie Patienten über Prävention aufklären, eine gesunde Lebensweise fördern und zu regelmäßiger medizinischer Überwachung anregen.

Unterstützung von Pflegekräften
Neurologische Erkrankungen können emotionale und physische Auswirkungen auf Patienten und ihre Betreuer haben. Als Krankenpfleger können Sie nicht nur den Patienten, sondern auch ihren Familien und Betreuern Unterstützung anbieten. Dazu kann die Bereitstellung von

Informationen über Unterstützungsressourcen, Selbsthilfegruppen und Strategien zur Stressbewältigung gehören.

Zusammenfassend lässt sich sagen, dass neurologische Erkrankungen wie Demenz, Parkinson und Schlaganfälle bei älteren Menschen häufig vorkommen und einen umfassenden Pflegeansatz erfordern. Krankenpfleger spielen eine entscheidende Rolle bei der Früherkennung, dem Symptommanagement, der Koordination der Pflege und der emotionalen Unterstützung, um Patienten und ihren Familien zu helfen, diese komplexen Herausforderungen zu bewältigen.

Arzneimittelwechselwirkungen und pharmakologische Überlegungen

- **Polypharmazie und damit verbundene Risiken**

Polypharmazie, die sich auf die gleichzeitige Einnahme mehrerer Medikamente durch einen Patienten bezieht, ist bei älteren Menschen aufgrund der Prävalenz mehrerer medizinischer Erkrankungen häufig anzutreffen. Obwohl Medikamente für die Bewältigung von Gesundheitsproblemen unerlässlich sein können, birgt die Polypharmazie potenzielle Risiken, die einen umsichtigen Umgang erfordern.

Wechselwirkung mit Medikamenten

Die Einnahme mehrerer Medikamente kann das Risiko von Arzneimittelwechselwirkungen erhöhen, bei denen die Wirkung eines Medikaments durch ein anderes verändert wird. Einige Wechselwirkungen können schwerwiegend sein und zu unerwünschten Nebenwirkungen oder einer verminderten Wirksamkeit der Medikamente führen. Als Krankenpfleger müssen Sie wachsam sein, um potenzielle

Arzneimittelwechselwirkungen zu erkennen und dem medizinischen Team zu melden.

Unerwünschte Wirkungen und allergische Reaktionen
Ältere Menschen sind aufgrund altersbedingter physiologischer Veränderungen anfälliger für unerwünschte Arzneimittelwirkungen. Polypharmazie erhöht das Risiko, Nebenwirkungen oder allergische Reaktionen zu entwickeln. Als Krankenpfleger sollten Sie die Patienten sorgfältig auf Anzeichen von Nebenwirkungen und allergischen Reaktionen überwachen und solche Vorfälle dem medizinischen Team melden.

Ungeeignete Medikamente
Polypharmazie kann auch dazu führen, dass für ältere Menschen ungeeignete Medikamente verschrieben werden, insbesondere solche, die potenziell unnötig oder riskant sind. Der Krankenpfleger kann eine Rolle spielen, indem er an Arzneimittelüberprüfungen teilnimmt, Informationen über die besonderen Bedürfnisse älterer Patienten bereitstellt und bei der Entscheidungsfindung über die Behandlung hilft.

Adhärenz an die Behandlung
Der Umgang mit einer großen Anzahl von Medikamenten kann älteren Menschen die therapietreue Einnahme erschweren. Als Krankenpfleger können Sie helfen, indem Sie praktische Ratschläge zur Einnahme von Medikamenten geben, Dosierungsschemata erläutern und potenzielle Hindernisse für die Adhärenz, wie z. B. Nebenwirkungen, erkennen.

Planung und Koordination der Pflege
Ein effektives Management von Polypharmazie erfordert eine sorgfältige Planung und Koordination der Pflege. Krankenpfleger können eine zentrale Rolle spielen, indem sie eng mit Ärzten, Apothekern und anderen Mitgliedern des Pflegeteams zusammenarbeiten, um eine sichere und

angemessene Verwendung von Arzneimitteln zu gewährleisten.

Zusammenfassend lässt sich sagen, dass Polypharmazie bei älteren Menschen häufig vorkommt und potenzielle Risiken birgt, die besonderer Aufmerksamkeit bedürfen. Krankenpfleger spielen eine entscheidende Rolle bei der Früherkennung von Arzneimittelwechselwirkungen, der Überwachung von Nebenwirkungen und allergischen Reaktionen, der Förderung der Therapietreue und der Koordination der Pflege, um die mit der Polypharmazie verbundenen Risiken zu minimieren und die Sicherheit der Patienten zu gewährleisten.

- **Veränderte Arzneimittelreaktionen bei älteren Menschen**

Die Reaktionen auf Medikamente können bei älteren Menschen aufgrund altersbedingter physiologischer Veränderungen, Begleiterkrankungen und Wechselwirkungen von Medikamenten verändert sein. Als Krankenpfleger ist es von entscheidender Bedeutung, diese Veränderungen zu verstehen, um eine sichere und wirksame Pflege zu gewährleisten.

Absorption von Medikamenten

Veränderungen im Magen-Darm-Trakt und im Blutfluss können die Aufnahme von Medikamenten bei älteren Menschen beeinflussen. Einige Medikamente werden langsamer oder ungleichmäßig aufgenommen, was ihre Wirksamkeit beeinträchtigen kann. Der Krankenpfleger kann helfen, indem er auf Anzeichen der Wirksamkeit achtet und etwaige Probleme dem medizinischen Team meldet.

Verteilung von Medikamenten

Veränderungen in der Körperzusammensetzung, wie z. B. eine Abnahme der fettfreien Körpermasse und eine

Zunahme der Fettmasse, können die Verteilung der Arzneimittel im Körper beeinflussen. Dies kann zu höheren Arzneimittelkonzentrationen und einem erhöhten Risiko von Nebenwirkungen führen. Der Krankenpfleger kann eine Rolle dabei spielen, die Medikamentenspiegel im Blut zu überwachen und die Dosis gegebenenfalls anzupassen.

Arzneimittelmetabolismus
Der Stoffwechsel von Medikamenten kann sich mit zunehmendem Alter aufgrund von Veränderungen der Leber- und Nierenfunktion verlangsamen. Dies kann das Risiko einer Arzneimittelkumulation und unerwünschter Nebenwirkungen erhöhen. Der Krankenpfleger sollte auf Anzeichen von Nebenwirkungen und Toxizität achten und diese Probleme dem medizinischen Team melden.

Elimination von Medikamenten
Altersbedingte Nierenveränderungen können dazu führen, dass Medikamente langsamer aus dem Körper ausgeschieden werden. Dies kann die Wirkungsdauer von Medikamenten verlängern und das Risiko einer Kumulation erhöhen. Der Krankenpfleger kann die Nierenfunktion des Patienten überwachen und dem medizinischen Team jede Abweichung melden.

Personalisierung von Behandlungen
Aufgrund dieser physiologischen Veränderungen muss die medikamentöse Behandlung bei älteren Menschen oft individuell angepasst werden. Der Krankenpfleger spielt eine entscheidende Rolle, indem er den Ärzten Informationen über die individuellen Reaktionen der Patienten auf Medikamente liefert, die Wirkung genau überwacht und dabei hilft, die Behandlung entsprechend anzupassen.

Zusammenfassend lässt sich sagen, dass veränderte Reaktionen auf Medikamente bei älteren Menschen besondere Aufmerksamkeit erfordern, um eine sichere und wirksame Pflege zu gewährleisten. Krankenpfleger spielen eine entscheidende Rolle, indem sie die Reaktionen auf Medikamente überwachen, auf potenzielle Probleme hinweisen und eng mit dem medizinischen Team zusammenarbeiten, um die Behandlung auf die individuellen Bedürfnisse der Patienten abzustimmen.

- **Strategien für den Umgang mit Medikamenten bei älteren Patienten**

Das Medikamentenmanagement bei älteren Patienten ist aufgrund der Polypharmazie, der veränderten Arzneimittelreaktionen und der damit verbundenen Risiken komplex. Als Krankenpfleger/in spielen Sie eine Schlüsselrolle bei der Förderung der Therapietreue, der Vermeidung von Arzneimittelwechselwirkungen und der Bereitstellung einer sicheren und effektiven Pflege.

Regelmäßige Arzneimittelüberprüfungen

Die Durchführung regelmäßiger Medikationsüberprüfungen ist entscheidend, um die Relevanz jedes einzelnen Medikaments zu bewerten und Polypharmazie zu minimieren. In Zusammenarbeit mit dem medizinischen Team kann der Krankenpfleger die verschriebenen Medikamente regelmäßig neu bewerten, die Dosis ggf. anpassen und potenziell ungeeignete Medikamente identifizieren.

Bildung von Patienten und Pflegepersonal

Die Aufklärung von Patienten und ihren Betreuern ist entscheidend, um einen angemessenen Umgang mit Medikamenten zu gewährleisten. Der Krankenpfleger kann über jedes Medikament, die Dosierung, mögliche Nebenwirkungen und Maßnahmen bei Problemen aufklären. Diese Aufklärung fördert die Therapietreue und die Früherkennung von Nebenwirkungen.

Verwaltung der Behandlungsadhärenz

46

Die Therapietreue kann bei älteren Patienten aufgrund der Komplexität der Dosierungsschemata und der potenziellen Nebenwirkungen eine Herausforderung darstellen. Der Krankenpfleger kann helfen, indem er praktische Tipps für die Medikamenteneinnahme gibt, organisierende Pillenboxen verwendet und die Adhärenz überwacht, um Probleme zu erkennen und Lösungen anzubieten.

Pflegekoordination und Kommunikation
Die Koordination der Pflege zwischen den verschiedenen Gesundheitsfachkräften ist von entscheidender Bedeutung, um Wechselwirkungen mit Medikamenten zu vermeiden und eine sichere Anwendung von Medikamenten zu gewährleisten. Der Krankenpfleger spielt dabei eine zentrale Rolle, indem er die Kommunikation zwischen Ärzten, Apothekern und anderen Mitgliedern des Behandlungsteams fördert, um eine integrierte Versorgung zu gewährleisten.

Planung der Medikation
Eine sorgfältige Planung der Medikation kann helfen, die mit Polypharmazie verbundenen Risiken zu minimieren. Der Krankenpfleger kann mit dem medizinischen Team zusammenarbeiten, um klare Medikationspläne zu erstellen, die Einnahme von Medikamenten zu organisieren und die Zeitpläne anzupassen, um potenzielle Wechselwirkungen zu vermeiden.
Zusammenfassend lässt sich sagen, dass Strategien für das Medikamentenmanagement bei älteren Patienten entscheidend sind, um eine sichere und wirksame Pflege zu gewährleisten. Krankenpfleger spielen eine entscheidende Rolle bei der Arzneimittelprüfung, der Patientenaufklärung, der Förderung der Therapietreue, der Koordination der Pflege und der Medikationsplanung, um die Gesundheitsergebnisse älterer Patienten zu optimieren.

Kapitel 3

Umfassende Bewertung älterer Menschen

Beurteilung der Selbstständigkeit und Mobilität

- **Bewertung der Aktivitäten des täglichen Lebens (ADL) und der instrumentellen Aktivitäten des täglichen Lebens (IADL)**

Die Beurteilung der Aktivitäten des täglichen Lebens (ADL) und der instrumentellen Aktivitäten des täglichen Lebens (IADL) ist ein wesentlicher Bestandteil der geriatrischen Pflege. Sie dient dazu, den Grad der Selbstständigkeit und Funktionsfähigkeit älterer Menschen zu bestimmen und leitet die Planung geeigneter Pflege- und Unterstützungsmaßnahmen an.

Aktivitäten des täglichen Lebens (ADL)
LZL sind die grundlegenden Aufgaben, die für die grundlegende Selbstständigkeit und das tägliche Wohlbefinden einer Person erforderlich sind. Sie umfassen Aktivitäten wie Essen, Anziehen, Waschen, Toilettenbenutzung und Fortbewegung. Die Beurteilung der DALYs hilft Krankenpflegern, den Unterstützungsbedarf zu ermitteln und geeignete Pflegepläne zu entwickeln, um ältere Menschen in diesen Bereichen zu unterstützen.

Instrumentale Aktivitäten des täglichen Lebens (IADL)
AIVQs sind komplexere Aktivitäten, die für ein selbstständiges Leben in der Gesellschaft erforderlich sind. Sie umfassen Aufgaben wie die Verwaltung der Finanzen, die Zubereitung von Mahlzeiten, das Einkaufen, die Nutzung öffentlicher Verkehrsmittel, die Verabreichung von Medikamenten und die Nutzung von Technologie. Durch die Beurteilung von AIVQ können Krankenpfleger den

Bedarf an zusätzlicher Unterstützung verstehen und die Interventionen entsprechend anpassen.

Tools zur Bewertung

Zur Beurteilung von DALYs und AIVQs verwenden Krankenpfleger häufig standardisierte Instrumente und Beurteilungsfragebögen. Diese Instrumente helfen dabei, Funktionsniveaus zu quantifizieren und Defizite oder besondere Bedürfnisse zu erkennen. Sie erleichtern auch die Kommunikation zwischen den Mitgliedern des Pflegeteams und ermöglichen eine objektive Überwachung der Entwicklung der Selbstständigkeit im Laufe der Zeit.

Bedeutung für die Pflegeplanung

Die Beurteilung von AVQ und AIVQ liefert entscheidende Informationen für die Planung einer individuellen Pflege. Auf der Grundlage der Ergebnisse können Krankenpfleger Maßnahmen wie Mobilitätshilfen, häusliche Unterstützung, Rehabilitationsprogramme oder Anpassungen beim Medikamentenmanagement empfehlen. So wird sichergestellt, dass die Pflege auf die spezifischen Bedürfnisse jedes einzelnen Patienten abgestimmt ist.

Überwachung und Anpassung der Pflege

Die Beurteilung von AVQ und AIVQ ist kein einmaliger Schritt, sondern ein fortlaufender Prozess. Die Krankenpfleger bewerten diese Aktivitäten regelmäßig neu, um Veränderungen in der Autonomie der Patienten zu überwachen und die Interventionen entsprechend anzupassen. Dadurch wird sichergestellt, dass die Pflege auch dann relevant und wirksam bleibt, wenn sich die Situation des älteren Menschen ändert.

Zusammenfassend lässt sich sagen, dass die Bewertung der Aktivitäten des täglichen Lebens (ADL) und der instrumentellen Aktivitäten des täglichen Lebens (IADL) ein entscheidender Schritt in der Pflege älterer Menschen ist. Krankenpfleger verwenden Bewertungsinstrumente, um die

Funktionsniveaus zu quantifizieren, eine angemessene Pflege zu planen und eine kontinuierliche Überwachung zu gewährleisten, um die Selbstständigkeit und Lebensqualität älterer Patienten zu sichern.

- **Messung der funktionellen Mobilität und Sturzprävention**

Die funktionelle Mobilität und die Sturzprävention sind entscheidende Aspekte der Pflege älterer Menschen. Als Krankenpfleger ist es von entscheidender Bedeutung zu verstehen, wie die funktionelle Mobilität von Patienten gemessen werden kann und wie Präventionsstrategien zur Verringerung des Sturzrisikos umgesetzt werden können.

Messung der funktionellen Mobilität
Die funktionelle Mobilität bezieht sich auf die Fähigkeit einer Person, sich sicher und selbstständig zu bewegen. Um die funktionelle Mobilität zu messen, verwenden Krankenpfleger häufig Bewertungsskalen wie die Tinetti-Mobilitätsskala, die Berg-Skala oder die Short Physical Performance Battery (SPPB). Diese Skalen bewerten Aspekte wie Gleichgewicht, Gehen, Muskelkraft und Koordination.

Bewertung des Sturzrisikos
Stürze sind bei älteren Menschen häufig und können zu schweren Verletzungen führen. Als Krankenpfleger können Sie das Risiko eines Sturzes einschätzen, indem Sie Faktoren wie frühere Stürze, eingeschränkte Mobilität, Sehprobleme, Gleichgewichtsstörungen, Nebenwirkungen von Medikamenten und die Umgebung der Person berücksichtigen.

Strategien zur Verhinderung von Stürzen
Die Vermeidung von Stürzen ist entscheidend für die Verbesserung der Sicherheit und der Lebensqualität älterer Menschen. Krankenpfleger spielen eine Schlüsselrolle bei der Umsetzung von Präventionsstrategien, einschließlich :

- **Übungsprogramme:** Empfehlen Sie Übungen zur Stärkung der Muskulatur, des Gleichgewichts und der Flexibilität, um die funktionelle Mobilität zu verbessern.
- **Mobilitätshilfen:** Beurteilen und empfehlen Sie ggf. Mobilitätshilfen wie Gehstöcke, Gehhilfen oder Rollstühle.
- **Gestaltung der Umgebung:** Hindernisse in der Umgebung der Person erkennen und beseitigen, z. B. rutschige Teppiche oder elektrische Leitungen.
- **Überprüfung der Medikamente :** Beurteilen Sie Medikamente und ihre potenziellen Nebenwirkungen auf die Mobilität und passen Sie die Behandlung ggf. an.
- **Aufklärung und Sensibilisierung:** Beratung von Patienten und ihren Familien über Sturzrisiken, sicheres Verhalten und Maßnahmen im Falle eines Sturzes.

Überwachung und Neubewertung
Die Vermeidung von Stürzen ist ein kontinuierlicher Prozess. Krankenpfleger müssen die Mobilität der Patienten genau beobachten, auf mögliche Stürze achten und die Risiken regelmäßig neu bewerten. Dieser proaktive Ansatz ermöglicht es, die Präventionsstrategien an die sich ändernden Bedürfnisse der Patienten anzupassen.

Zusammenfassend lässt sich sagen, dass die Messung der funktionellen Mobilität und die Vermeidung von Stürzen entscheidende Elemente der geriatrischen Pflege sind. Krankenpfleger verwenden Bewertungsskalen zur Messung der Mobilität, beurteilen das Sturzrisiko und setzen Präventionsstrategien ein, um die Sicherheit und Lebensqualität älterer Patienten zu verbessern.

- **Umweltanpassungen zur Förderung der Selbstständigkeit**

Die Anpassung der physischen Umgebung ist ein entscheidender Aspekt der geriatrischen Pflege, da sie die Unabhängigkeit und Sicherheit älterer Menschen stark beeinflussen kann. Als Krankenpfleger spielen Sie eine wichtige Rolle bei der Identifizierung und Umsetzung von Umgebungsanpassungen, die den Patienten helfen, ihre Unabhängigkeit zu bewahren.

Bewertung der Umwelt

Bei der Bewertung des Lebensumfelds einer älteren Person geht es darum, potenzielle Hindernisse für die Selbstständigkeit zu ermitteln. Dazu gehört die Suche nach physischen Hindernissen wie rutschigen Teppichen, schwer zu steigenden Treppen und hohen Schwellen, aber auch nach organisatorischen Aspekten wie der Zugänglichkeit von Alltagsgegenständen.

Physische Annehmlichkeiten

Physische Umweltanpassungen zielen darauf ab, das Zuhause für ältere Menschen sicherer und freundlicher zu machen. Dies kann die Installation von Rampen, Handläufen und Haltegriffen im Badezimmer sowie die Beseitigung potenzieller Hindernisse wie Elektrokabel oder rutschige Teppiche beinhalten.

Angemessene Beleuchtung

Eine angemessene Beleuchtung ist wichtig, um Stürze zu verhindern und die täglichen Aktivitäten zu erleichtern. Krankenpfleger können die Installation von gedämpftem Licht im Zimmer empfehlen, um nächtliche Blendung zu vermeiden, und sicherstellen, dass Flure und Treppen gut beleuchtet sind.

Funktionale Organisation

Den Raum funktional zu organisieren kann älteren Menschen sehr dabei helfen, ihre Selbstständigkeit zu erhalten. Dazu kann gehören, Alltagsgegenstände in erreichbarer Höhe anzuordnen, Schränke so zu organisieren, dass wichtige Dinge leicht zugänglich sind, und einen Raum zu schaffen, der nicht überfüllt ist, um die Mobilität zu erleichtern.

Verwendung der Technologie
Auch die Technologie kann bei der Anpassung der Umwelt eine Rolle spielen. Krankenpfleger können die Nutzung von Mobiltelefonen, vernetzten Uhren oder Notrufsystemen empfehlen, damit ältere Menschen mit ihren Angehörigen in Kontakt bleiben oder im Bedarfsfall Hilfe anfordern können.

Anpassung der Anpassungen
Jeder ältere Mensch hat unterschiedliche Bedürfnisse und Vorlieben. Es ist von entscheidender Bedeutung, dass die Umgebungsanpassungen auf die individuellen Bedürfnisse jedes Patienten zugeschnitten sind. Der Krankenpfleger kann eng mit dem Patienten und seiner Familie zusammenarbeiten, um die spezifischen Anpassungen zu ermitteln, die die Selbstständigkeit und Sicherheit am besten verbessern.

Zusammenfassend lässt sich sagen, dass Umweltanpassungen eine entscheidende Rolle bei der Förderung der Unabhängigkeit und Sicherheit älterer Menschen spielen. Krankenpfleger beurteilen die Umgebung, ermitteln potenzielle Hindernisse und empfehlen physische Anpassungen, angemessene Beleuchtung, funktionale Organisation und den Einsatz von Technologie, um den Patienten zu helfen, ihre Unabhängigkeit und Lebensqualität zu erhalten.

Kognitive und psychosoziale Bewertung

- **Instrumente zur kognitiven Bewertung: Mini Mental State Examination (MMSE), Montreal Cognitive Assessment (MoCA)**

Die kognitive Beurteilung ist ein wesentlicher Bestandteil der Betreuung älterer Menschen, insbesondere um kognitive Störungen wie Demenz und eine Beeinträchtigung der kognitiven Funktionen zu erkennen. Zwei weit verbreitete Bewertungsinstrumente sind die Mini Mental State Examination (MMSE) und die Montreal Cognitive Assessment (MoCA).

Mini Mental State Examination (MMSE)

Der MMSE ist eines der am häufigsten verwendeten Instrumente zur kognitiven Beurteilung. Es handelt sich um einen Test, der aus mehreren Fragen und Aufgaben besteht, mit denen verschiedene kognitive Bereiche wie zeitliche und räumliche Orientierung, Gedächtnis, Aufmerksamkeit, Sprache und Rechenfähigkeiten bewertet werden. Jede Frage wird bewertet, und die Gesamtpunktzahl wird verwendet, um das Gesamtniveau der kognitiven Funktion zu beurteilen. Der MMSE kann dabei helfen, frühe Anzeichen kognitiver Störungen wie Alzheimer zu erkennen.

Montreal Cognitive Assessment (MoCA)

Der MoCA ist ein weiteres, weit verbreitetes kognitives Beurteilungsinstrument, das darauf ausgelegt ist, subtilere kognitive Defizite als der MMSE zu erkennen. Er bewertet eine breitere Palette kognitiver Bereiche, darunter Aufmerksamkeit, Gedächtnis, Sprache, Abstraktion, Planung und Exekutivfunktionen. Der MoCA ist möglicherweise empfindlicher bei der Erkennung leichter kognitiver Störungen und anderer kognitiver Probleme.

Auswahl des richtigen Werkzeugs

Die Wahl zwischen MMSE und MoCA hängt vom klinischen Kontext und den spezifischen Bedürfnissen des Patienten ab. Der MMSE eignet sich möglicherweise besser für

Routine- und Folgebewertungen, während der MoCA für gründlichere Bewertungen oder zur Früherkennung kognitiver Störungen empfohlen werden kann. Einige Angehörige der Gesundheitsberufe ziehen es vor, beide Instrumente zusammen zu verwenden, um eine umfassendere Beurteilung zu erhalten.

<u>Einschränkungen und Überlegungen</u>
Es ist wichtig zu beachten, dass MMSE und MoCA zwar nützliche Instrumente sind, aber keine endgültige Diagnose einer kognitiven Störung liefern. Für eine genaue Diagnose können weitere Beurteilungen und spezielle Tests erforderlich sein. Darüber hinaus können diese Instrumente von Faktoren wie Bildungsstand und Kultur beeinflusst werden, weshalb es wichtig ist, diese Überlegungen bei der Interpretation der Ergebnisse zu berücksichtigen.

Zusammenfassend lässt sich sagen, dass die Mini Mental State Examination (MMSE) und das Montreal Cognitive Assessment (MoCA) zwei kognitive Bewertungsinstrumente sind, die in der geriatrischen Pflege weit verbreitet sind. Sie helfen dabei, kognitive Störungen zu erkennen und die kognitiven Funktionen älterer Menschen zu beurteilen. Die Wahl des Instruments hängt von den spezifischen Bedürfnissen des Patienten und dem klinischen Kontext ab.

- **Erkennen und Behandeln von kognitiven Störungen: Demenz, leichte kognitive Störungen**

Die Früherkennung und Behandlung kognitiver Störungen wie Demenz und leichter kognitiver Störungen sind entscheidend, um die Lebensqualität älterer Menschen zu verbessern und angemessene Unterstützung zu bieten. Als Krankenpfleger/in spielen Sie in diesen Bereichen eine Schlüsselrolle.

<u>Früherkennung von Demenz und leichten kognitiven Störungen</u>

Die Früherkennung beruht auf der Verwendung von kognitiven Bewertungsinstrumenten wie MMSE und MoCA sowie auf der sorgfältigen Beobachtung von Anzeichen und Symptomen. Zu den Warnsignalen gehören Probleme mit dem Gedächtnis, der Sprache, der Planung und der Entscheidungsfindung sowie Veränderungen im Verhalten und in der Persönlichkeit. Krankenpfleger spielen eine entscheidende Rolle dabei, diese Anzeichen zu beobachten, den Patienten und ihren Familien relevante Fragen zu stellen und gegebenenfalls weitere Untersuchungen zu empfehlen.

Umgang mit und Unterstützung von Demenzpatienten
Der Umgang mit Demenzpatienten erfordert einen multidisziplinären und patientenzentrierten Ansatz. Krankenpfleger können beitragen durch :

- **Aufklärung:** Bereitstellung von Informationen für Patienten und ihre Familien über Demenz, deren Verlauf und Bewältigungsstrategien.
- **Emotionale Unterstützung:** Bietet Patienten und ihren Angehörigen emotionale Unterstützung bei den Herausforderungen, die mit Demenz einhergehen.
- **Symptommanagement:** Hilfe bei der Bewältigung von Symptomen wie Unruhe, Aggressivität und Schlafstörungen in Zusammenarbeit mit dem Pflegeteam.
- **Sicherheit:** Empfehlen Sie Umweltanpassungen, um das Risiko von Stürzen und Unfällen zu minimieren.
- **Kognitive Stimulation: Fördern Sie** stimulierende Aktivitäten, um die kognitiven Funktionen so weit wie möglich aufrechtzuerhalten.

Behandlung von leichten kognitiven Störungen
Leichte kognitive Störungen sind eine Zwischenphase zwischen normalem Altern und Demenz. Krankenpfleger spielen eine Rolle bei der Behandlung dieser Störungen,

indem sie mit dem medizinischen Team zusammenarbeiten, um :

- **Risikofaktoren bewerten:** Risikofaktoren für das Fortschreiten einer Demenz identifizieren und Interventionen zu ihrer Minderung empfehlen.
- **Unterstützung des Lebensstils:** Förderung eines gesunden Lebensstils, der eine ausgewogene Ernährung, körperliche Bewegung, kognitive Stimulation und Stressbewältigung umfasst.
- **Überwachung und Nachsorge: Beobachten Sie** die Entwicklung der Symptome und der kognitiven Funktionen und passen Sie die Interventionen entsprechend an.

Unterstützung für pflegende Angehörige
Krankenpfleger können auch pflegenden Angehörigen, die Menschen mit Demenz oder leichten kognitiven Beeinträchtigungen betreuen, wertvolle Unterstützung bieten. Dazu können Ratschläge zum Umgang mit herausforderndem Verhalten, zur Pflegeplanung, zur Selbstpflege der pflegenden Person und zum Zugang zu gemeinschaftlichen Unterstützungsressourcen gehören.

Zusammenfassend lässt sich sagen, dass die Früherkennung und das Management kognitiver Störungen wie Demenz und leichter kognitiver Störungen in der geriatrischen Pflege von entscheidender Bedeutung sind. Krankenpfleger spielen eine Schlüsselrolle bei der Erkennung von Frühzeichen, der Unterstützung von Patienten und ihren Familien, dem Symptommanagement und der Zusammenarbeit mit dem Pflegeteam, um die Lebensqualität und das Wohlbefinden der Betroffenen zu verbessern.

- **Beurteilung des psychosozialen Wohlbefindens und der Lebensqualität**

Beurteilung des psychologischen Wohlbefindens

Die Beurteilung des psychologischen Wohlbefindens umfasst die Bewertung der emotionalen und mentalen Aspekte älterer Patienten. Dazu können Interviews gehören, um ihre Gefühle, Sorgen, Ängste und Stimmungen zu verstehen. Bewertungsskalen für Depression, Angst und Stress können verwendet werden, um diese Aspekte zu quantifizieren und Veränderungen im Laufe der Zeit zu überwachen.

Bewertung der sozialen Beziehungen

Soziale Beziehungen spielen eine entscheidende Rolle für das Wohlbefinden älterer Menschen. Krankenpfleger können die Qualität und das Ausmaß der sozialen Beziehungen von Patienten beurteilen, indem sie mit ihnen über ihr Unterstützungsnetzwerk, ihre sozialen Aktivitäten und ihr Gefühl der Einsamkeit sprechen. Eine gute soziale Verbindung wird mit einer höheren Lebensqualität und einer verbesserten psychischen Gesundheit in Verbindung gebracht.

Bewertung der Lebensqualität

Bei der Bewertung der Lebensqualität geht es darum, den Grad der Zufriedenheit einer Person mit verschiedenen Aspekten ihres Lebens zu beurteilen. Dies kann Bereiche wie körperliche Gesundheit, zwischenmenschliche Beziehungen, Autonomie, emotionales Wohlbefinden und das Gefühl der Erfüllung umfassen. Zur Quantifizierung der Lebensqualität können standardisierte Fragebögen wie der WHOQOL (World Health Organization Quality of Life) verwendet werden.

Identifikation psychosozialer Bedürfnisse

Die Beurteilung des psychosozialen Wohlbefindens ermöglicht es Krankenpflegern, den spezifischen Bedarf der Patienten an emotionaler Unterstützung, sozialen Ressourcen und psychologischen Dienstleistungen zu ermitteln. Patienten benötigen ggf. Interventionen wie Beratung, Selbsthilfegruppen, soziale Aktivitäten oder

Überweisungen an psychosoziale Fachkräfte, wenn dies erforderlich ist.

Überwachung und Anpassung der Interventionen
Die Beurteilung des psychosozialen Wohlbefindens ist kein einmaliger Schritt, sondern ein fortlaufender Prozess. Die Krankenpfleger beurteilen die psychosozialen Aspekte der Patienten regelmäßig neu, um Veränderungen zu überwachen und die Interventionen an die sich ändernden Bedürfnisse anzupassen. Dadurch wird sichergestellt, dass die Patienten kontinuierlich Unterstützung erhalten, um ihr Wohlbefinden aufrechtzuerhalten.

Zusammenfassend lässt sich sagen, dass die Beurteilung des psychosozialen Wohlbefindens und der Lebensqualität ein entscheidender Aspekt der geriatrischen Pflege ist. Krankenpfleger beurteilen die emotionalen, sozialen und psychologischen Aspekte der Patienten, ermitteln den Bedarf an psychosozialer Unterstützung und passen die Interventionen an, um das Wohlbefinden und die Lebensqualität älterer Menschen zu verbessern.

Standardisierte Bewertungsinstrumente

- **Ernährungsbewertung: Mini Nutritional Assessment (MNA)**

Die Beurteilung des Ernährungszustands älterer Menschen ist für ihr allgemeines Wohlbefinden und ihre Gesundheit von großer Bedeutung. Das Mini Nutritional Assessment (MNA) ist ein Instrument zur Ernährungsbewertung, das speziell zur Ermittlung des Risikos einer Mangelernährung bei älteren Menschen entwickelt wurde.

Bedeutung der Ernährungsbewertung
Essen und Ernährung spielen eine entscheidende Rolle bei der Erhaltung der Gesundheit, der Energie und des

Wohlbefindens älterer Menschen. Eine schlechte Ernährung kann zu weniger Muskelmasse, Gewichtsverlust, Schwäche und einer erhöhten Anfälligkeit für Krankheiten führen. Die Ernährungsbewertung hilft Krankenpflegern, den individuellen Ernährungsbedarf zu ermitteln und Maßnahmen zur Vermeidung von Mangelernährung zu empfehlen.

Das Mini Nutritional Assessment (MNA)
Das Mini Nutritional Assessment (MNA) ist ein speziell für ältere Menschen entwickeltes Instrument zur Bewertung des Ernährungszustands. Es bewertet verschiedene Aspekte des Ernährungszustands, darunter Gewichtsverlust, verminderte Nahrungsaufnahme, Mobilität, psychologische Probleme und akute oder chronische Gesundheitsprobleme. Der MNA ermöglicht es Krankenpflegern, das Risiko einer Mangelernährung zu quantifizieren und geeignete Pläne für die Ernährungsversorgung zu entwickeln.

Bestandteile des MNA
Der NRM umfasst eine Reihe von Fragen und Maßnahmen, darunter :
- Die Beurteilung des Gewichts, der Größe und des Wadenumfangs zur Bestimmung der Körperzusammensetzung.
- Fragen zum kürzlichen Gewichtsverlust, zur Nahrungsaufnahme, zur Selbstständigkeit bei alltäglichen Aktivitäten und zu Gesundheitsproblemen.
- Die Bewertung der Mobilität und der psychologischen Auswirkungen auf die Ernährung.
- Die Bewertung des Body-Mass-Index (BMI), um das Risiko von Unter- oder Übergewicht zu erkennen.

Interpretation der Ergebnisse
Anhand der Antworten auf die Fragen und der durchgeführten Messungen vergibt der NRM eine

Punktzahl, die das Risiko einer Unterernährung widerspiegelt. Die Krankenpfleger interpretieren diese Punktzahlen, um festzustellen, ob eine Person von Unterernährung oder Mangelernährung bedroht ist oder ob ihr Ernährungszustand angemessen ist.

Planung von Interventionen
Nach der Ernährungsbewertung können die Krankenpfleger individuelle Pflegepläne erstellen. Dazu können Empfehlungen für eine ausgewogene Ernährung, Ernährungsumstellungen, Nahrungsergänzungsmittel, Ratschläge zu Portionsgrößen und Flüssigkeitsaufnahme sowie Strategien zur Überwindung spezifischer Ernährungsprobleme gehören.

Überwachung und Neubewertung
Die Ernährungsbewertung ist kein einmaliger Schritt, sondern ein fortlaufender Prozess. Die Krankenpfleger beurteilen den Ernährungszustand der Patienten regelmäßig neu, um Veränderungen zu überwachen und die Maßnahmen an die sich ändernden Bedürfnisse anzupassen. Dadurch wird sichergestellt, dass die Patienten kontinuierliche Unterstützung erhalten, um ihre Ernährungsgesundheit und ihr Wohlbefinden zu erhalten.

Zusammenfassend lässt sich sagen, dass das Mini Nutritional Assessment (MNA) ein speziell für ältere Menschen entwickeltes Instrument zur Ernährungsbewertung ist. Krankenpfleger verwenden das MNA, um den Ernährungszustand zu beurteilen, Risiken für Mangelernährung zu erkennen und geeignete Pläne für die Ernährungsversorgung zu entwickeln, um die Gesundheit und das Wohlbefinden älterer Menschen zu verbessern.

- **Beurteilung von Depressionen und Angstzuständen: Geriatric Depression Scale (GDS), Geriatric Anxiety Inventory (GAI)**

Die Beurteilung von Depressionen und Angstzuständen ist in der geriatrischen Versorgung von entscheidender Bedeutung, da diese Störungen bei älteren Menschen häufig auftreten können und sich erheblich auf ihr allgemeines Wohlbefinden auswirken können. Speziell für ältere Menschen entwickelte Bewertungsskalen wie die Geriatric Depression Scale (GDS) und das Geriatric Anxiety Inventory (GAI) werden häufig verwendet, um die Symptome von Depressionen und Angstzuständen bei dieser Bevölkerungsgruppe zu identifizieren.

Geriatric Depression Scale (GDS)
Die Geriatric Depression Scale (GDS) ist ein gängiges Bewertungsinstrument, das zur Erkennung von Depressionssymptomen bei älteren Menschen eingesetzt wird. Sie umfasst eine Reihe von Fragen, die verschiedene Aspekte der Stimmung, der Energie, des Interesses an Aktivitäten und des emotionalen Wohlbefindens ansprechen. Die Antworten auf die Fragen werden notiert, und die Gesamtpunktzahl wird verwendet, um das Vorhandensein und die Schwere der Depressionssymptome zu beurteilen.

Geriatric Anxiety Inventory (GAI)
Das Geriatric Anxiety Inventory (GAI) wurde speziell zur Beurteilung von Angstsymptomen bei älteren Menschen entwickelt. Er enthält eine Liste von Fragen, die sich auf verschiedene Aspekte der Angst konzentrieren, wie übermäßige Sorgen, körperliche Symptome der Angst und die Auswirkungen auf das tägliche Funktionieren. Die Antworten auf die Fragen werden notiert, und die Gesamtpunktzahl wird verwendet, um das Vorhandensein und den Schweregrad der Angstsymptome zu bewerten.

Bedeutung der Beurteilung von Depressionen und Ängsten

Depressionen und Angstzustände können bei älteren Menschen unterdiagnostiziert werden, da sie dazu neigen, die Symptome Aspekten des Alterns zuzuschreiben. Diese Störungen haben jedoch einen erheblichen Einfluss auf die Lebensqualität, die körperliche Gesundheit und das emotionale Wohlbefinden älterer Menschen. Die Beurteilung von Depressionen und Angstzuständen ermöglicht es, die Symptome zu erkennen, angemessene Unterstützung zu leisten und Interventionen zur Verbesserung der psychischen Gesundheit zu empfehlen.

Verwendung von Leitern in der Praxis
Krankenpfleger können die GDS und die GAI als Beurteilungsinstrumente bei Konsultationen und Nachsorgeuntersuchungen einsetzen. Diese Skalen liefern wichtige Hinweise auf das Vorhandensein von Depressions- und Angstsymptomen. Die Ergebnisse der Beurteilungen können zur Anleitung von Maßnahmen verwendet werden, wie z. B. die Überweisung an eine Fachkraft für psychische Gesundheit, die Bereitstellung emotionaler Unterstützung und die Empfehlung therapeutischer Maßnahmen.

Einschränkungen und Überlegungen
Es ist wichtig zu beachten, dass die Ergebnisse der Skalen nur einen Teil der Gesamtbeurteilung der psychischen Gesundheit darstellen. Die Symptome können von Person zu Person unterschiedlich sein und von Faktoren wie den zugrunde liegenden medizinischen Erkrankungen und dem sozialen Umfeld beeinflusst werden. Die Skalen sollten in Verbindung mit anderen klinischen Informationen verwendet werden, um ein vollständiges Bild der psychischen Gesundheit einer Person zu erhalten.

Zusammenfassend lässt sich sagen, dass die Beurteilung von Depressionen und Angstzuständen bei älteren Menschen von entscheidender Bedeutung ist, um eine angemessene Unterstützung für ihr emotionales

Wohlbefinden zu bieten. Speziell für ältere Menschen entwickelte Skalen wie die Geriatric Depression Scale (GDS) und das Geriatric Anxiety Inventory (GAI) sind wichtige Instrumente, um Symptome von Depression und Angst zu erkennen, Interventionen zu steuern und die Lebensqualität älterer Menschen zu verbessern.

Kapitel 4

Pflegeplanung und -management in der Geriatrie

Erstellen individueller Pflegepläne

- **Erhebung und Verwendung von Bewertungsdaten für die Pflegeplanung**

Die effektive Erhebung und Nutzung von Beurteilungsdaten ist ein wesentlicher Bestandteil der Pflegeplanung in der Geriatrie. Die aus medizinischen, psychosozialen und funktionellen Beurteilungen gesammelten Daten liefern wertvolle Informationen für die Entwicklung individueller Pflegepläne, die auf die besonderen Bedürfnisse älterer Menschen zugeschnitten sind.

Umfassende Datenerhebung

Der erste Schritt bei der Pflegeplanung besteht darin, umfassende und relevante Daten von der älteren Person, ihrer Familie, den Angehörigen der Gesundheitsberufe und anderen Mitgliedern des Pflegeteams zu erheben. Die Krankenpfleger verwenden Assessmentinstrumente, Fragebögen und Interviews, um Informationen über die körperliche Gesundheit, kognitive Funktionen, psychosoziale Bedürfnisse, Essgewohnheiten, Medikamente und andere Faktoren zu erhalten.

Interdisziplinäre Bewertung

Die Datenerhebung beinhaltet oft einen interdisziplinären Ansatz, bei dem verschiedene Gesundheitsfachkräfte zur Gesamtbeurteilung des Patienten beitragen. Ärzte, Psychologen, Sozialarbeiter und andere Spezialisten können spezifische Informationen liefern, die das Verständnis des Patienten bereichern und die Entwicklung ganzheitlicherer Pflegepläne ermöglichen.

Analyse und Zusammenfassung der Daten

Nachdem die Daten gesammelt wurden, analysieren und synthetisieren die Krankenpfleger die Informationen, um den allgemeinen Gesundheitszustand des Patienten zu verstehen. Sie ermitteln die vorrangigen Bedürfnisse, Gesundheitsprobleme, Funktionsdefizite, Risiken und Ziele des Patienten und seiner Familie.

Erstellen individueller Pflegepläne

Individuelle Pflegepläne werden unter Berücksichtigung der Beurteilungsdaten und in Zusammenarbeit mit dem Patienten und seiner Familie erstellt. Die Krankenpfleger legen spezifische Ziele fest, definieren geeignete Interventionen und planen Zeitpläne für die Umsetzung.

Überwachung und Neubewertung

Pflegepläne sind keine statischen, sondern vielmehr entwicklungsfähige Dokumente. Die Krankenpfleger überwachen kontinuierlich den Fortschritt des Patienten, bewerten die Beurteilungsdaten regelmäßig neu und passen die Pflegepläne an Veränderungen des Gesundheitszustands, der Bedürfnisse und der Vorlieben des Patienten an.

Kommunikation mit dem Pflegeteam

Die Erhebung und Verwendung von Beurteilungsdaten setzt eine ständige und effektive Kommunikation mit den Mitgliedern des Pflegeteams voraus. Die gesammelten Informationen helfen dabei, ein gemeinsames Verständnis der Situation des Patienten aufrechtzuerhalten und die Bemühungen des Teams zu koordinieren, um eine umfassende und kohärente Pflege zu gewährleisten.

Zusammenfassend lässt sich sagen, dass die sinnvolle Erhebung und Verwendung von Beurteilungsdaten für die Pflegeplanung in der Geriatrie von entscheidender Bedeutung ist. Krankenpfleger nutzen die gesammelten Informationen, um individuelle Pflegepläne zu erstellen, die auf die Bedürfnisse älterer Patienten zugeschnitten sind. Die Überwachung, die interdisziplinäre Kommunikation und die regelmäßige Anpassung der Pflegepläne gewährleisten eine qualitativ hochwertige und individuelle Pflege älterer Menschen.

• **Spezifische Pflegeziele für die ältere Bevölkerung**
Die Pflegeplanung in der Geriatrie erfordert spezifische Ziele, die den einzigartigen Bedürfnissen und Herausforderungen der älteren Bevölkerung gerecht werden. Diese Ziele zielen darauf ab, die Lebensqualität zu verbessern, die Selbstständigkeit zu erhalten, altersbedingten Komplikationen vorzubeugen und das allgemeine Wohlbefinden der älteren Patienten zu fördern.

Selbstständigkeit erhalten
Eines der Hauptziele der geriatrischen Versorgung ist es, die Selbstständigkeit älterer Patienten so lange wie möglich zu erhalten. Dies kann Interventionen zur Erhaltung der Mobilität, der Fähigkeit, die Aktivitäten des täglichen Lebens auszuführen (AVQ und AIVQ), und der allgemeinen Unabhängigkeit umfassen. Pflegepläne können körperliche Übungen, Umweltanpassungen und Strategien zur Förderung der Selbstständigkeit beinhalten.

Stürzen vorbeugen
Stürze sind bei älteren Menschen häufig und können schwerwiegende Folgen haben. Zu den Zielen der Sturzprävention gehören die Bewertung des Sturzrisikos, die Einführung von Sicherheitsmaßnahmen zu Hause, die Verschreibung von Kräftigungs- und Gleichgewichtsübungen sowie die Aufklärung der Patienten und ihrer Familien über die zu treffenden Vorsichtsmaßnahmen.

Umgang mit chronischen Krankheiten
Viele ältere Menschen leiden an chronischen Krankheiten wie Diabetes, Bluthochdruck und Arthritis. Pflegeziele zielen darauf ab, das Management dieser Erkrankungen zu

optimieren, um die Symptome zu minimieren, Komplikationen zu verhindern und die Lebensqualität zu verbessern. Dies kann spezielle Diäten, Medikamente, Sport und eine regelmäßige medizinische Überwachung beinhalten.

Verwaltung von Medikamenten

Polypharmazie und veränderte Reaktionen auf Medikamente sind bei älteren Menschen ein großes Anliegen. Zu den Zielen des Medikamentenmanagements gehören die Rationalisierung der Behandlung, die Überwachung von Arzneimittelwechselwirkungen, die Reduzierung unnötiger Medikamente und die Förderung der Therapietreue.

Verbesserung der geistigen und emotionalen Gesundheit

Die geistige und emotionale Gesundheit ist ebenso wichtig wie die körperliche Gesundheit. Zu den Pflegezielen gehören die Früherkennung und Behandlung der Symptome von Depressionen, Angstzuständen und anderen Problemen der psychischen Gesundheit. Die Interventionen können Therapie, emotionale Unterstützung, kognitive Stimulation und die Teilnahme an sozialen Aktivitäten umfassen.

Eine ausgewogene Ernährung fördern

Die Ernährung spielt eine entscheidende Rolle für die Gesundheit älterer Menschen. Zu den Pflegezielen gehört die Förderung einer ausgewogenen Ernährung, um den besonderen Ernährungsbedürfnissen dieser Bevölkerungsgruppe gerecht zu werden. Dies kann die Beurteilung des Ernährungszustands, die Empfehlung einer geeigneten Diät und die Überwachung der Nahrungsaufnahme beinhalten.

Die Lebensqualität verbessern

Die Verbesserung der Lebensqualität ist ein übergeordnetes Ziel der geriatrischen Versorgung. Dies umfasst körperliche, emotionale, soziale und spirituelle

Aspekte. Die Pflegepläne zielen darauf ab, die Quellen der Zufriedenheit und des Glücks für jeden Patienten zu ermitteln, Aktivitäten zu fördern, die ihnen Spaß machen, und ein unterstützendes Umfeld zu schaffen, das ihr allgemeines Wohlbefinden fördert.

Zusammenfassend lässt sich sagen, dass die spezifischen Pflegeziele für die ältere Bevölkerung darauf abzielen, die Selbstständigkeit zu erhalten, Komplikationen vorzubeugen, chronische Krankheiten zu bewältigen, die geistige und emotionale Gesundheit zu verbessern, eine ausgewogene Ernährung zu fördern und die Lebensqualität zu steigern. Diese Ziele werden in Zusammenarbeit mit den Patienten und ihren Familien entwickelt, um eine personalisierte Pflege zu bieten, die auf die einzigartigen Bedürfnisse älterer Menschen zugeschnitten ist.

- **Auf den Patienten und die Familie ausgerichtete Ansätze**

Patienten- und familienzentrierte Ansätze sind in der geriatrischen Versorgung von entscheidender Bedeutung, da sie anerkennen, wie wichtig es ist, die Bedürfnisse, Vorlieben und Werte älterer Patienten und ihrer Angehörigen zu berücksichtigen. Diese Ansätze zielen auf eine Pflegepartnerschaft ab, die die Würde, die Autonomie und die aktive Beteiligung der Patienten und ihrer Familien an Entscheidungen über ihre Gesundheit und ihr Wohlergehen respektiert.

Pflegepartnerschaft

Patienten- und familienzentrierte Ansätze bauen eine Pflegepartnerschaft zwischen Gesundheitsfachkräften, Patienten und ihren Familien auf. Diese Zusammenarbeit fördert die offene Kommunikation, das aufmerksame Zuhören und die Berücksichtigung der Perspektiven aller Beteiligten. Patienten und Familien werden als aktive Mitglieder des Behandlungsteams anerkannt und in die

Planung und Entscheidungsfindung bezüglich ihrer Behandlung und Pflege einbezogen.

Respektieren von Präferenzen und Werten

Ältere Patienten haben einzigartige Vorlieben, Werte und Ziele, die bei der Pflegeplanung berücksichtigt werden müssen. Patienten- und familienzentrierte Ansätze ermutigen die Angehörigen der Gesundheitsberufe, Behandlungsmöglichkeiten, Pflegeoptionen und die Auswirkungen von Entscheidungen mit den Patienten und ihren Familien zu besprechen. Dadurch kann die Pflege auf die Wünsche und Werte des Einzelnen zugeschnitten werden.

Einfühlsame Kommunikation

Einfühlsame Kommunikation ist das Herzstück von patienten- und familienzentrierten Ansätzen. Krankenpfleger hören sich die Sorgen und Bedürfnisse von Patienten und ihren Familien aktiv an und bringen in ihren Interaktionen Empathie und Respekt zum Ausdruck. Eine offene und ehrliche Kommunikation trägt dazu bei, Vertrauen aufzubauen und die Pflegebeziehung zu stärken.

Berücksichtigung des sozialen und familiären Umfelds

Patienten- und familienzentrierte Ansätze erkennen den Einfluss des sozialen und familiären Umfelds auf die Gesundheit und das Wohlbefinden älterer Menschen an. Krankenpfleger berücksichtigen bei der Pflegeplanung Unterstützungssysteme, familiäre Ressourcen und kulturelle Faktoren. Sie arbeiten mit den Familien zusammen, um ein unterstützendes Umfeld zu schaffen, das die Gesundheit und das Wohlbefinden fördert.

Bildung und Autonomie

Die Aufklärung von Patienten und ihren Familien ist eine Schlüsselkomponente der patienten- und familienzentrierten Ansätze. Krankenpfleger stellen verständliche und angemessene Informationen bereit und helfen so den Patienten und ihren Familien, fundierte Entscheidungen über ihre Gesundheit zu treffen. Die Autonomie wird gefördert, indem den Patienten die Möglichkeit gegeben wird, sich aktiv am Management ihrer Gesundheit zu beteiligen.

Kontinuität der Pflege und Nachsorge
Patienten- und familienzentrierte Ansätze erkennen die Bedeutung einer kontinuierlichen Pflege und langfristigen Nachsorge an. Krankenpfleger arbeiten mit Patienten und ihren Familien zusammen, um Pflegepläne zu entwickeln, die das langfristige Management von Gesundheitszuständen, die Vermeidung von Komplikationen und die regelmäßige Nachsorge beinhalten.

Zusammenfassend lässt sich sagen, dass patienten- und familienzentrierte Ansätze die Bedeutung respektvoller, personalisierter und kooperativer Pflegepartnerschaften mit älteren Patienten und ihren Familien anerkennen. Diese Ansätze fördern eine offene Kommunikation, die Berücksichtigung von Vorlieben und Werten und zielen darauf ab, die Lebensqualität und das allgemeine Wohlbefinden älterer Menschen zu verbessern.

Multidisziplinäre Koordination in der geriatrischen Versorgung

- **Zusammenarbeit zwischen verschiedenen Gesundheitsfachkräften**

Die interdisziplinäre Zusammenarbeit ist ein wesentlicher Pfeiler einer umfassenden und qualitativ hochwertigen geriatrischen Versorgung. Aufgrund der komplexen Bedürfnisse der älteren Bevölkerung ist es von entscheidender Bedeutung, dass die verschiedenen Gesundheitsberufe eng zusammenarbeiten, um eine ganzheitliche und koordinierte Versorgung zu gewährleisten.

Ergänzende Rollen
Jeder Angehörige eines Gesundheitsberufs bringt sein einzigartiges Fachwissen in die Betreuung älterer Menschen ein. Ärzte, Krankenpfleger, Sozialarbeiter, Physio- und Beschäftigungstherapeuten, Apotheker und andere Spezialisten haben komplementäre Rollen, die ineinandergreifen, um eine umfassende Versorgung zu gewährleisten. Beispielsweise diagnostizieren und verschreiben Ärzte, Krankenpfleger leisten direkte Pflege, Therapeuten helfen bei der Rehabilitation und Apotheker verwalten die Medikamente.

Kollaborative Entscheidungsfindung
Kollaborative Entscheidungsfindung bedeutet, dass verschiedene Gesundheitsfachkräfte zusammenarbeiten, um individuelle Pflegepläne zu entwickeln. Jeder Fachmann trägt mit seinem Fachwissen dazu bei, Behandlungsoptionen, Interventionen und Pflegeziele zu erörtern. Auch die Patienten und ihre Familien werden in diesen Prozess einbezogen, wodurch sichergestellt wird, dass die Entscheidungen an den Präferenzen und Werten des Patienten ausgerichtet sind.

Interdisziplinäre Kommunikation
Effektive Kommunikation ist der Schlüssel zur Zusammenarbeit zwischen den verschiedenen Gesundheitsfachkräften. Krankenpfleger spielen oft eine zentrale Rolle bei der Koordination des Pflegeteams, indem sie relevante Informationen zwischen den Teammitgliedern austauschen. Interdisziplinäre Besprechungen, elektronische Krankenakten und regelmäßige Diskussionen sind wichtige Mittel, um eine reibungslose Kommunikation aufrechtzuerhalten.

Pläne für integrierte Versorgung

Die interdisziplinäre Zusammenarbeit führt zur Erstellung von Plänen für eine integrierte Versorgung, die alle Bedürfnisse des Patienten berücksichtigen. Diese Pläne sind so konzipiert, dass sie in sich schlüssig und aufeinander abgestimmt sind, um Redundanzen und potenzielle Fehler zu minimieren. Jeder Angehörige der Gesundheitsberufe versteht seinen spezifischen Beitrag zum Gesamtplan und trägt gemeinsam die Verantwortung für dessen Umsetzung.

Kontinuität der Pflege
Die interdisziplinäre Zusammenarbeit fördert die Kontinuität der Pflege, wenn Patienten von einer Einrichtung zur anderen oder von einem Gesundheitsfachmann zum anderen wechseln. Die wichtigsten Informationen werden zwischen den Teammitgliedern ausgetauscht, was eine regelmäßige Nachsorge ermöglicht, die Pflegepläne an veränderte Bedürfnisse anpasst und Komplikationen vorbeugt.

Vorteile für Patienten
Die Zusammenarbeit zwischen den verschiedenen Gesundheitsfachkräften kommt den Patienten direkt zugute, da sie eine umfassende, personalisierte und qualitativ hochwertige Versorgung bietet. Die Patienten profitieren von den Synergien der Fähigkeiten und des Fachwissens der einzelnen Fachkräfte, was zu besseren Gesundheitsergebnissen, Zufriedenheit und Lebensqualität beiträgt.

Zusammenfassend lässt sich sagen, dass die Zusammenarbeit zwischen den verschiedenen Gesundheitsfachkräften für eine umfassende und koordinierte geriatrische Versorgung von entscheidender Bedeutung ist. Dieser interdisziplinäre Ansatz stellt sicher, dass ältere Patienten eine ganzheitliche Versorgung erhalten, die ihren komplexen Bedürfnissen gerecht wird, indem das Fachwissen von Ärzten, Krankenpflegern,

Therapeuten und anderen Gesundheitsfachkräften in eine Pflegepartnerschaft einbezogen wird.

- **Die Rolle des Krankenpflegers bei der Pflegekoordination**

In der geriatrischen Pflege spielen Krankenpfleger eine entscheidende Rolle bei der Koordinierung der interdisziplinären Pflege. Als zentrale Mitglieder des Pflegeteams tragen Krankenpfleger die Verantwortung dafür, dass die Pflege älterer Patienten gut koordiniert, kohärent und individuell ist.

Verbindung zwischen den Mitgliedern des Pflegeteams
Krankenpfleger fungieren als wichtige Kontaktstellen zwischen den verschiedenen Gesundheitsfachkräften, die an der Versorgung eines Patienten beteiligt sind. Sie erleichtern die Kommunikation zwischen Ärzten, Therapeuten, Sozialarbeitern, Apothekern und anderen Teammitgliedern. Diese reibungslose Kommunikation stellt sicher, dass alle relevanten Informationen weitergegeben und Behandlungsentscheidungen auf informierter Basis getroffen werden.

Kontinuierliche Bewertung der Bedürfnisse des Patienten
Krankenpfleger stehen während des gesamten Aufenthalts oder der Pflege in engem Kontakt mit den Patienten. Sie beurteilen kontinuierlich die körperlichen, emotionalen und sozialen Bedürfnisse der Patienten und erkennen so Veränderungen ihres Gesundheitszustands und ihrer Vorlieben. Diese Informationen werden mit dem Pflegeteam geteilt, um die Behandlungspläne entsprechend anzupassen.

Planung und Koordination der Pflege

Krankenpfleger arbeiten mit den Mitgliedern des Pflegeteams zusammen, um integrierte Pflegepläne zu erstellen. Sie stellen sicher, dass jede Pflegekraft ihre spezifische Rolle im Gesamtplan versteht und dass die Interventionen auf die Pflegeziele des Patienten abgestimmt sind. Die Krankenpfleger stellen sicher, dass die Interventionen chronologisch geordnet sind und mit den Prioritäten des Patienten übereinstimmen.

Aufklärung des Patienten und der Familie
Ein wesentlicher Teil der Pflegekoordination besteht darin, die Patienten und ihre Familien über die wichtigsten Aspekte der Krankheit, der Behandlung und des Managements aufzuklären. Krankenpfleger stellen verständliche Informationen über Medikamente, Verfahren, Vorsichtsmaßnahmen und Empfehlungen für die Nachsorge bereit. Diese Aufklärung stärkt die Autonomie des Patienten und seine Fähigkeit, sich aktiv an seiner eigenen Pflege zu beteiligen.

Kontinuierliche Überwachung und Bewertung
Die Krankenpfleger überwachen kontinuierlich die Fortschritte des Patienten, beurteilen die Wirksamkeit von Maßnahmen und melden dem Pflegeteam alle Komplikationen oder bedeutenden Veränderungen. Diese kontinuierliche Überwachung ermöglicht schnelle Anpassungen der Pflegepläne und verhindert Verzögerungen bei der medizinischen Entscheidungsfindung.

Plädoyer für den Patienten
Als Mitglieder des Pflegeteams setzen sich Krankenpfleger für die Bedürfnisse und Interessen der Patienten ein. Sie stellen sicher, dass die Vorlieben des Patienten respektiert werden und dass Behandlungsentscheidungen unter Berücksichtigung der Werte und Wünsche des Patienten getroffen werden.

Zusammenfassend lässt sich sagen, dass Krankenpfleger eine zentrale Rolle bei der Koordinierung der interdisziplinären Versorgung älterer Patienten spielen. Sie fungieren als wichtiges Bindeglied zwischen den Mitgliedern des Pflegeteams, beurteilen die Bedürfnisse des Patienten, planen und koordinieren die Pflege, schulen Patienten und Familien, überwachen den Fortschritt und setzen sich für die Patienten ein, um eine umfassende und qualitativ hochwertige Pflege zu gewährleisten.

- **Fallbesprechungen und interdisziplinäre Diskussionen**

Fallbesprechungen und interdisziplinäre Diskussionen sind Schlüsselelemente der Zusammenarbeit zwischen den verschiedenen Gesundheitsfachkräften im Kontext der geriatrischen Versorgung. Diese Treffen fördern die Kommunikation, die gemeinsame Entscheidungsfindung und die Koordination der Versorgung älterer Patienten.

Ziele der Fallbesprechungen
Fallbesprechungen sind Foren, in denen die Mitglieder des Pflegeteams zusammenkommen, um einzelne Patienten zu besprechen. Zu den wichtigsten Zielen dieser Besprechungen gehören die Durchsicht medizinischer und sozialer Informationen, der Austausch von Ideen zu Behandlungsplänen, die Lösung komplexer Probleme und das Treffen gemeinsamer Entscheidungen zur Optimierung der Pflege.

Beteiligung der verschiedenen Gesundheitsberufe
An den Fallbesprechungen nehmen eine Vielzahl von Fachkräften aus dem Gesundheitswesen teil, wie z. B. Ärzte, Krankenpfleger, Therapeuten, Sozialarbeiter, Apotheker und andere Experten. Jeder Fachmann bringt seine einzigartige Sichtweise entsprechend seinem Fachgebiet ein und trägt so zu einer fundierteren und umfassenderen Entscheidungsfindung bei.

Überprüfung von Pflegeplänen

In den Fallbesprechungen werden die bestehenden Pflegepläne überprüft und anhand der Fortschritte und jüngsten Entwicklungen des Patienten bewertet. Die Mitglieder des Pflegeteams diskutieren die Wirksamkeit der Interventionen, notwendige Anpassungen und die Notwendigkeit von Änderungen aufgrund von Veränderungen im Zustand des Patienten.

Ermittlung unerfüllter Bedürfnisse

Fallbesprechungen helfen auch dabei, unerfüllte Bedürfnisse oder Bereiche, die besondere Aufmerksamkeit erfordern, zu identifizieren. Wenn ein Patient beispielsweise Probleme mit der Mobilität hat, kann das Pflegeteam besprechen, ob eine physiotherapeutische Beratung zur Verbesserung der körperlichen Funktion erforderlich ist.

Gemeinsame Entscheidungsfindung

Interdisziplinäre Diskussionen fördern die gemeinsame Entscheidungsfindung, bei der die Mitglieder des Behandlungsteams zusammenarbeiten, um die besten Behandlungsmöglichkeiten auf der Grundlage des Gesundheitszustands des Patienten, seiner Vorlieben und Werte zu ermitteln. Dieser Ansatz stellt sicher, dass die Entscheidungen gut informiert sind und sich an den Bedürfnissen des Patienten orientieren.

Planung von Pflegeübergängen

Fallbesprechungen bieten auch die Gelegenheit, Pflegeübergänge zu planen, z. B. Verlegungen zwischen Gesundheitseinrichtungen oder Änderungen der Pflegestufe. Das Pflegeteam koordiniert die logistischen Details und die notwendigen medizinischen Informationen, um einen reibungslosen und sicheren Übergang zu gewährleisten.

Förderung der Kommunikation

Neben der Pflegeplanung fördern Fallbesprechungen die interdisziplinäre Kommunikation und stärken das gegenseitige Verständnis zwischen den Angehörigen der Gesundheitsberufe. Dies trägt zum Aufbau eines kohäsiven Pflegeteams und zu einer effektiveren Betreuung älterer Patienten bei.

Zusammenfassend lässt sich sagen, dass Fallbesprechungen und interdisziplinäre Diskussionen wesentliche Mittel zur Koordinierung der geriatrischen Versorgung sind. Sie bringen die verschiedenen Gesundheitsberufe zusammen, um Patienten zu besprechen, Pflegepläne zu überprüfen, gemeinsame Entscheidungen zu treffen und Pflegeübergänge zu planen. Diese Besprechungen stärken die interdisziplinäre Zusammenarbeit und verbessern so die Qualität der Versorgung älterer Patienten.

Umgang mit Notfallsituationen und Palliativmedizin

- **Behandlung von Stürzen, Verletzungen und akuten Komplikationen**

Die Behandlung von Stürzen, Verletzungen und akuten Komplikationen ist ein wichtiger Teil der geriatrischen Pflege. Aufgrund der erhöhten Gebrechlichkeit älterer Menschen ist es von entscheidender Bedeutung, dass Krankenpfleger kompetent sind, diese kritischen Situationen zu beurteilen, zu verhindern und zu bewältigen.

Bewertung des Sturzrisikos
Krankenpfleger sind darin geschult, das Sturzrisiko bei älteren Patienten einzuschätzen. Sie ermitteln Risikofaktoren wie Muskelschwäche, Gleichgewichtsverlust, Sehprobleme und potenziell problematische Medikamente. Anhand dieser Einschätzung

können sie vorbeugende Maßnahmen einleiten, um das Sturzrisiko zu verringern.

Präventive Interventionen

Krankenpfleger führen präventive Maßnahmen durch, um das Risiko eines Sturzes zu minimieren. Dazu können die Verschreibung von Übungen zur Muskelstärkung, die Veränderung der Umgebung zur Verringerung von Hindernissen, die Bereitstellung von Mobilitätshilfen und die Aufklärung der Patienten und ihrer Familien über Maßnahmen zur Vermeidung von Stürzen gehören.

Umgang mit Verletzungen und Komplikationen

Im Falle eines Sturzes oder einer Verletzung sind Krankenpfleger darin geschult, sofortige Hilfe zu leisten. Sie beurteilen die Schwere der Verletzungen, leisten geeignete Erste Hilfe und koordinieren die erforderlichen medizinischen Maßnahmen. Im Falle akuter Komplikationen aufgrund bereits bestehender medizinischer Bedingungen sind Krankenpfleger dafür ausgerüstet, die Anzeichen und Symptome zu erkennen und entsprechend zu handeln.

Kontinuierliche Überwachung

Nach der Erstversorgung überwachen die Krankenpfleger die Patienten kontinuierlich auf Veränderungen ihres Gesundheitszustands. Sie achten auf Anzeichen von Komplikationen, stellen sicher, dass Wunden richtig heilen, und passen die Maßnahmen an die Entwicklung des Patienten an.

Interdisziplinäre Zusammenarbeit

Die Behandlung von Stürzen, Verletzungen und akuten Komplikationen erfordert oft eine enge Zusammenarbeit mit anderen Angehörigen der Gesundheitsberufe. Krankenpfleger arbeiten partnerschaftlich mit Ärzten, Therapeuten und anderen Mitgliedern des Pflegeteams zusammen, um eine umfassende und koordinierte Versorgung zu gewährleisten.

Aufklärung von Patienten und Familien
Die Vermeidung von Stürzen und die Behandlung akuter Verletzungen beinhaltet häufig die Aufklärung der Patienten und ihrer Familien. Krankenpfleger informieren über vorbeugende Maßnahmen, Verletzungsanzeichen, Erste-Hilfe-Maßnahmen und Schritte, die im Falle eines Falles zu ergreifen sind. Diese Aufklärung stärkt die Sicherheit und Autonomie der Patienten.

Zusammenfassend lässt sich sagen, dass die Behandlung von Stürzen, Verletzungen und akuten Komplikationen ein entscheidender Aspekt der geriatrischen Pflege ist. Krankenpfleger bewerten das Sturzrisiko, führen Präventionsmaßnahmen durch, behandeln Verletzungen und Komplikationen, arbeiten mit anderen Gesundheitsfachkräften zusammen und bieten wichtige Aufklärungsmaßnahmen an, um die Sicherheit und das Wohlbefinden älterer Patienten zu gewährleisten.

- **Sensible Kommunikation bei schweren Diagnosen**
Die Mitteilung schwerwiegender Diagnosen an ältere Patienten ist eine heikle Herausforderung, die einen einfühlsamen, sensiblen und patientenzentrierten Ansatz erfordert. Krankenpfleger spielen eine entscheidende Rolle bei der Bereitstellung wichtiger Informationen, während sie gleichzeitig emotionale Unterstützung bieten und die Würde des Patienten respektieren.

Vorbereitung auf die Kommunikation
Bevor Krankenpfleger eine schwerwiegende Diagnose mitteilen, bereiten sie sich vor, indem sie alle notwendigen Informationen über die Diagnose, die Behandlung und die verfügbaren Optionen zusammentragen. Sie antizipieren mögliche Fragen, die der Patient oder die Familie stellen könnten, und bereiten sich darauf vor, präzise Antworten zu geben.

Wahl der Umgebung

Die Mitteilung einer schwerwiegenden Diagnose sollte in einer ruhigen und privaten Umgebung stattfinden, in der sich der Patient und die Familie wohlfühlen, Fragen stellen und ihre Gefühle ausdrücken können. Krankenpfleger wählen Ort und Zeit für das Gespräch sorgfältig aus, halten Unterbrechungen so gering wie möglich und sorgen für Vertraulichkeit.

Empathie und Respekt

Krankenpfleger gehen die Kommunikation mit Einfühlungsvermögen und Respekt vor den Emotionen des Patienten und der Familie an. Sie wählen einen sanften und mitfühlenden Ansatz, um Informationen zu vermitteln, und erkennen dabei die emotionale Verletzlichkeit des Patienten angesichts einer schwerwiegenden Diagnose an.

Verwendung einer klaren und verständlichen Sprache

Komplexe medizinische Fachbegriffe können für ältere Patienten verwirrend sein. Krankenpfleger verwenden eine einfache, klare und verständliche Sprache, um die Diagnose, die Auswirkungen und die Behandlungsmöglichkeiten zu erklären. Sie vermeiden medizinischen Jargon und überprüfen regelmäßig das Verständnis des Patienten.

Ermutigung zur aktiven Teilnahme

Die Krankenpfleger ermutigen den Patienten, sich aktiv an der Diskussion zu beteiligen, indem sie Fragen stellen und ihre Bedenken äußern. Sie schaffen einen Raum, in dem der Patient sich wohl fühlt, seine Gefühle, Sorgen und Präferenzen bezüglich der Pflege mitzuteilen.

Emotionale Unterstützung anbieten

Ernste Diagnosen können bei älteren Patienten eine Reihe von Emotionen auslösen, u. a. Angst, Furcht und Traurigkeit. Krankenpfleger bieten emotionale

Unterstützung, indem sie aufmerksam zuhören, die Emotionen des Patienten validieren und beruhigende Informationen bereitstellen. Außerdem verweisen sie die Patienten bei Bedarf an Ressourcen zur psychologischen Unterstützung.

Respektieren der Entscheidungen des Patienten

Krankenpfleger respektieren die Wahlmöglichkeiten und Entscheidungen des Patienten in Bezug auf seine Behandlung und Betreuung. Sie stellen objektive Informationen bereit, um dem Patienten zu helfen, fundierte Entscheidungen zu treffen und dabei seine persönlichen Präferenzen und Werte zu respektieren.

Zusammenfassend lässt sich sagen, dass die sensible Kommunikation bei schwerwiegenden Diagnosen eine entscheidende Fähigkeit von Krankenpflegern ist. Sie bereiten sich sorgfältig vor, wählen eine geeignete Umgebung aus, kommunizieren mit Einfühlungsvermögen und Respekt, verwenden eine klare Sprache, ermutigen den Patienten zur aktiven Teilnahme, bieten emotionale Unterstützung und respektieren die Entscheidungen des Patienten. Dieser Ansatz stellt sicher, dass ältere Patienten die Informationen erhalten, die sie benötigen, und sich gleichzeitig unterstützt und verstanden fühlen.

- **Palliativpflege und Begleitung am Lebensende**

Palliativpflege und Sterbebegleitung sind wesentliche Aspekte der geriatrischen Pflege, die darauf abzielt, älteren Patienten mit fortgeschrittenen und unheilbaren Krankheiten Komfort, Würde und Unterstützung zu bieten. Krankenpfleger spielen eine zentrale Rolle bei der Bereitstellung dieser Pflege, die das Leben ehrt und die körperlichen, emotionalen und spirituellen Bedürfnisse von Patienten am Lebensende befriedigt.

Umfassender Ansatz der Palliativmedizin

Krankenpfleger verfolgen bei der Bereitstellung von Palliativversorgung einen ganzheitlichen Ansatz und erkennen an, dass Patienten am Lebensende komplexe und vielfältige Bedürfnisse haben. Sie befassen sich mit der Behandlung von Schmerzen, Symptomen, emotionaler Not und spirituellen Anliegen, um die Lebensqualität des Patienten zu verbessern.

Linderung von Schmerzen und Symptomen

Die Linderung von Schmerzen und anderen unangenehmen Symptomen ist eine Priorität in der Palliativmedizin. Krankenpfleger arbeiten mit Ärzten zusammen, um Medikamente und Behandlungen zur Linderung von Schmerzen, Atemnot, Übelkeit und anderen Symptomen zu verabreichen, die das Wohlbefinden des Patienten beeinträchtigen können.

Emotionale und psychologische Unterstützung

Patienten am Lebensende stehen oft vor emotionalen Herausforderungen wie Angst, Sorge, Traurigkeit und Kontrollverlust. Krankenpfleger bieten emotionale Unterstützung, indem sie sich die Sorgen des Patienten anhören, seine Gefühle validieren und Raum für den Ausdruck seiner Emotionen bieten.

Kommunikation und fortgeschrittene Pflegeplanung

Krankenpfleger fördern die Kommunikation zwischen dem Patienten, seiner Familie und dem Pflegeteam über Behandlungspräferenzen und Ziele am Lebensende. Sie unterstützen die erweiterte Pflegeplanung und helfen den Patienten, fundierte Entscheidungen über Behandlungsoptionen und Patientenverfügungen zu treffen.

Physischer Komfort und geeignete Umgebung

Krankenpfleger sorgen für den körperlichen Komfort des Patienten, indem sie die Bettposition anpassen, Kissen bereitstellen und dafür sorgen, dass Komfortbedürfnisse wie Sauberkeit und Hygiene erfüllt werden. Sie schaffen eine beruhigende Umgebung, indem sie Licht, Lärm und Temperatur kontrollieren, um das Wohlbefinden des Patienten zu fördern.

Geistige und kulturelle Unterstützung

Krankenpfleger respektieren die spirituellen und kulturellen Überzeugungen des Patienten, indem sie angemessene Unterstützung bieten. Sie bieten bei Bedarf spirituelle Ressourcen an und erleichtern die Anwesenheit eines spirituellen oder religiösen Beraters, um die spirituellen Bedürfnisse des Patienten zu erfüllen.

Begleitung der Familie

Die Begleitung am Lebensende umfasst auch die Unterstützung der Familie des Patienten. Krankenpfleger bieten Informationen über Palliativmedizin, die Phasen des Sterbeprozesses und die verfügbaren Ressourcen an. Sie sorgen dafür, dass sich die Familie in dieser schwierigen Zeit unterstützt und informiert fühlt.

Zusammenfassend lässt sich sagen, dass Krankenpfleger eine entscheidende Rolle bei der Bereitstellung von Palliativpflege und Sterbebegleitung für ältere Patienten spielen. Sie gehen auf die körperlichen, emotionalen, spirituellen und kulturellen Bedürfnisse des Patienten ein, lindern Schmerzen und Symptome, unterstützen die Kommunikation und die fortgeschrittene Pflegeplanung, schaffen eine angenehme Umgebung und leisten wertvolle Unterstützung für die Familie. Diese Pflege bietet eine mitfühlende und ganzheitliche Unterstützung während dieser heiklen Lebensphase.

Kapitel 5

Präventive Versorgung und Gesundheitsförderung

Vermeidung von Stürzen und Verletzungen

- **Bewertung des Sturzrisikos bei älteren Menschen**

Die Einschätzung des Sturzrisikos bei älteren Menschen ist ein entscheidender Schritt zur Vermeidung von Stürzen und damit verbundenen Verletzungen. Krankenpfleger spielen bei dieser Beurteilung eine entscheidende Rolle, indem sie spezifische Risikofaktoren identifizieren und geeignete Präventionsmaßnahmen umsetzen.

Identifikation von Risikofaktoren

Krankenpfleger beginnen mit einer gründlichen Bewertung der Risikofaktoren, die die Wahrscheinlichkeit von Stürzen erhöhen. Zu diesen Faktoren können Muskelschwäche, Gleichgewichtsverlust, Sehstörungen, die Einnahme von Medikamenten, die Schwindel verursachen können, Gangstörungen, frühere Stürze, Veränderungen in der Umgebung und Mobilitätsprobleme gehören.

Beurteilung der Mobilität und des Gleichgewichts

Krankenpfleger beurteilen die Mobilität und das Gleichgewicht von Patienten mithilfe spezieller Tests. Sie beobachten, wie die Patienten aufstehen, gehen und sich bewegen und wie gut sie in verschiedenen Positionen das Gleichgewicht halten können. Diese Beurteilung hilft, Defizite in der Mobilität und im Gleichgewicht zu erkennen, die zu einem Sturzrisiko beitragen könnten.

Beurteilung von Medikamenten

Einige Medikamente, wie Beruhigungsmittel, blutdrucksenkende Mittel und Psychopharmaka, können Nebenwirkungen wie Schwindel und verminderte Koordination verursachen. Krankenpfleger gehen die Medikamentenliste des Patienten durch, um diejenigen zu identifizieren, die das Sturzrisiko erhöhen könnten. Sie stimmen sich mit den Ärzten ab, um die Medikamente ggf. anzupassen.

Beurteilung des Sehvermögens und des Hörvermögens
Seh- und Hörprobleme können bei älteren Menschen das Risiko eines Sturzes erhöhen. Krankenpfleger stellen Fragen zu Seh- und Hörproblemen und empfehlen ggf. Seh- und Hörtests. Verschwommenes Sehen, Probleme mit der Tiefenwahrnehmung und eine schlechte Wahrnehmung von Geräuschen können alle zum Sturzrisiko beitragen.

Bewertung der Umwelt
Krankenpfleger inspizieren die Umgebung des Patienten, sei es zu Hause, in einer Pflegeeinrichtung oder in der Gemeinde. Sie suchen nach potenziellen Hindernissen wie rutschigen Teppichen, elektrischen Leitungen, unebenen Oberflächen und unzureichender Beleuchtung. Es werden notwendige Änderungen empfohlen, um die Umgebung sicherer zu machen.

Verwendung von Bewertungsinstrumenten
Krankenpfleger verwenden häufig Instrumente zur Beurteilung des Sturzrisikos, um ihre Beurteilung systematisch anzuleiten. Diese Instrumente können Fragebögen, Checklisten und sturzspezifische Risikoskalen umfassen. Sie helfen dabei, Risiken zu quantifizieren und Bereiche zu identifizieren, die besondere Aufmerksamkeit erfordern.

Planung von Präventivmaßnahmen
Im Anschluss an die Risikobewertung arbeiten Krankenpfleger mit den Patienten und ihren Familien zusammen, um einen individuellen Plan zur Sturzprävention zu entwickeln. Dieser Plan kann Übungen zur Muskelstärkung, Umweltveränderungen, Medikamentenanpassungen, die Empfehlung von Mobilitätshilfen und Ratschläge zur Sturzprävention beinhalten.

Zusammenfassend lässt sich sagen, dass die Einschätzung des Sturzrisikos bei älteren Menschen ein entscheidender Schritt zur Vermeidung von Unfällen und Verletzungen ist. Die Krankenpfleger identifizieren Risikofaktoren, beurteilen Mobilität, Medikation, Sehvermögen und Umgebung und verwenden Bewertungsinstrumente, um ihre Einschätzung zu leiten. Anschließend arbeiten sie mit den Patienten zusammen, um präventive Maßnahmen zur Aufrechterhaltung der Sicherheit und des Wohlbefindens älterer Patienten zu planen und umzusetzen.

- **Präventionsstrategien: Bewegung, Veränderungen der Umgebung, Hilfsgeräte**

Die Vermeidung von Stürzen bei älteren Menschen beruht auf einem mehrdimensionalen Ansatz, der Strategien wie Bewegung, Veränderungen der Umgebung und den Einsatz von Hilfsmitteln einbezieht. Krankenpfleger spielen eine Schlüsselrolle bei der Planung und Umsetzung dieser Strategien, um das Sturzrisiko zu senken.

Übung und Muskelaufbau

Muskelaufbauübungen zielen auf Muskelgruppen ab, die für die Stabilität und das Gleichgewicht wichtig sind. Die Krankenpfleger arbeiten mit den Patienten zusammen, um Übungsprogramme zu entwickeln, die auf ihre körperliche Verfassung und ihre Bedürfnisse zugeschnitten sind. Diese Übungen stärken die Bein-, Rücken- und Rumpfmuskulatur und verbessern so die Stabilität und Koordination.

Aktivitäten für Gleichgewicht und Flexibilität

Aktivitäten zur Verbesserung des Gleichgewichts und der Flexibilität sind ebenfalls entscheidend, um Stürze zu verhindern. Die Krankenpfleger leiten die Patienten durch Übungen wie das Gehen auf Zehenspitzen, das Aufstehen von einem Stuhl, ohne die Hände zu benutzen, und andere Aktivitäten an, die das Körperbewusstsein und die Stabilität stärken.

Veränderungen in der Umgebung

Krankenpfleger beurteilen die Umgebung des Patienten, um potenzielle Hindernisse zu erkennen und Änderungen zu empfehlen. Dies kann die Entfernung rutschiger Teppiche, die Anbringung von Haltegriffen im Badezimmer, die Verwendung von automatischem Licht zur Beleuchtung dunkler Bereiche und die Anordnung von Gegenständen zur Verringerung der Stolpergefahr umfassen.

Geräte zur Unterstützung der Mobilität

Krankenpfleger beurteilen die Notwendigkeit von Mobilitätshilfen wie Gehstöcken, Gehhilfen oder Rollstühlen. Sie leiten die Patienten bei der richtigen Auswahl und Verwendung dieser Hilfsmittel an, um die Stabilität und Sicherheit bei der Fortbewegung zu verbessern.

Bildung und Sensibilisierung

Krankenpfleger bieten Patienten und ihren Familien eine umfassende Aufklärung über Sturzrisiken, Präventionsstrategien und die Bedeutung einer kontinuierlichen Überwachung. Sie erklären, wie man Mobilitätshilfen verwendet, die Umgebung verändert und Bewegung in die tägliche Routine einbindet.

Überwachung und Neubewertung

Strategien zur Vermeidung von Stürzen sind nicht statisch und erfordern eine regelmäßige Überwachung. Die Krankenpfleger verfolgen die Fortschritte des Patienten, bewerten die Wirksamkeit der eingeleiteten Interventionen und nehmen Anpassungen an die sich ändernden Bedürfnisse des Patienten vor.

Interdisziplinäre Zusammenarbeit

Die Sturzprävention beinhaltet häufig die Zusammenarbeit mit anderen Gesundheitsfachkräften wie

Physiotherapeuten, Ergotherapeuten und Fachkräften für häusliche Sicherheit. Krankenpfleger arbeiten im Team, um einen ganzheitlichen und koordinierten Ansatz zur Sturzprävention zu gewährleisten.

Zusammenfassend lässt sich sagen, dass Krankenpfleger Strategien zur Sturzprävention anwenden, die Bewegung, Veränderungen der Umgebung, den Einsatz von Hilfsmitteln und die Aufklärung der Patienten und ihrer Familien umfassen. Diese Strategien sind auf die individuellen Bedürfnisse der Patienten zugeschnitten und zielen darauf ab, die Stabilität, Koordination und Sicherheit bei täglichen Aktivitäten zu verbessern.

- **Sensibilisierung für Verletzungsrisiken und Vorsichtsmaßnahmen**

Die Sensibilisierung für die Verletzungsrisiken bei älteren Menschen und das Ergreifen geeigneter Vorsichtsmaßnahmen sind entscheidend, um Unfälle und potenzielle Verletzungen zu vermeiden. Krankenpfleger spielen eine entscheidende Rolle, indem sie Patienten und ihre Familien über die spezifischen Risiken aufklären und praktische Ratschläge zur Minimierung dieser Risiken geben.

Aufklärung über Verletzungsrisiken
Krankenpfleger informieren Patienten und ihre Familien ausführlich über die häufigsten Verletzungsrisiken, denen ältere Menschen ausgesetzt sind. Dazu können Sturzrisiken, Risiken aufgrund von Knochenbrüchigkeit, Verbrennungsrisiken, Verwirrtheitsrisiken und andere potenzielle Gefahren gehören.

Sicherheit zu Hause
Krankenpfleger beraten in Fragen der häuslichen Sicherheit, indem sie Risikobereiche identifizieren und Änderungen zur Minimierung von Gefahren empfehlen. Sie

regen dazu an, eine gut beleuchtete Umgebung aufrechtzuerhalten, sperrige Gegenstände zu entfernen, Schränke mit potenziell gefährlichen Chemikalien zu verschließen und andere Maßnahmen zur Schaffung eines sicheren Raums zu ergreifen.

Vermeidung von Verbrennungen und Haushaltsunfällen
Krankenpfleger geben spezielle Ratschläge zur Vermeidung von Verbrennungen und Unfällen im Haushalt. Sie erklären, wie man die Wassertemperatur anpasst, überlastete Elektrogeräte vermeidet, sicher mit Chemikalien umgeht und die Brand- und Erstickungsgefahr minimiert.

Sichere Verwendung von Medikamenten
Krankenpfleger betonen die Bedeutung der sicheren Anwendung von Medikamenten und erklären, wie man Dosierungsanweisungen befolgt, potenziell gefährliche Wechselwirkungen von Medikamenten vermeidet und Medikamente richtig aufbewahrt, um Fehler zu verhindern.

Vermeidung von Infektionen
Krankenpfleger informieren über die Infektionsprävention, wobei der Schwerpunkt auf persönlichen Hygienepraktiken und Impfungen liegt. Sie erläutern, wie wichtig es ist, sich regelmäßig die Hände zu waschen, den Kontakt mit kranken Menschen zu vermeiden und die entsprechenden Impfempfehlungen zu befolgen.

Verhinderung von Verwirrung und Irreführung
Krankenpfleger informieren Patienten und ihre Familien über Strategien zur Vermeidung von Verwirrung und Verirrung, insbesondere bei Menschen mit Demenz. Sie empfehlen die Schaffung einer strukturierten Umgebung, die Steuerung der täglichen Routinen, die Sicherheit beim Aufenthalt im Freien und andere Maßnahmen, um das Risiko des Verirrens zu verringern.

Weiterbildung

Krankenpfleger aktualisieren regelmäßig ihr Wissen über die spezifischen Verletzungsrisiken bei älteren Menschen und die neu empfohlenen Vorsichtsmaßnahmen. Dadurch können sie ihren Patienten und deren Familien genaue und aktuelle Ratschläge erteilen.

Zusammenfassend lässt sich sagen, dass die Sensibilisierung für Verletzungsrisiken und die Einführung geeigneter Vorsichtsmaßnahmen für die Sicherheit älterer Menschen von entscheidender Bedeutung sind. Krankenpfleger spielen eine zentrale Rolle, indem sie eine gründliche Aufklärung über spezifische Risiken anbieten und Patienten und ihre Familien dabei anleiten, eine sichere Umgebung zu schaffen, Unfälle im Haushalt zu verhindern, Medikamente sicher zu verwenden und andere potenzielle Gefahren zu minimieren.

Ernährung und Flüssigkeitszufuhr bei älteren Menschen

- **Besondere Ernährungsbedürfnisse älterer Menschen**

Die Ernährungsbedürfnisse älterer Menschen unterscheiden sich aufgrund der altersbedingten physiologischen und metabolischen Veränderungen von denen anderer Altersgruppen. Krankenpfleger spielen eine entscheidende Rolle bei der Beurteilung des individuellen Ernährungsbedarfs und der Beratung, um eine ausgewogene und angemessene Ernährung zu gewährleisten.

Verminderter Appetit und Energiebedarf

Mit zunehmendem Alter neigt der Appetit aufgrund von hormonellen und metabolischen Veränderungen dazu, nachzulassen. Krankenpfleger erkennen diese Tatsache und helfen den Patienten bei der Auswahl nährstoffreicher Lebensmittel, um ihren reduzierten Energiebedarf zu decken und gleichzeitig eine angemessene Nährstoffbilanz aufrechtzuerhalten.

Bedeutung von Proteinen und Ballaststoffen
Eiweiß ist für den Erhalt der Muskelmasse und die Zellreparatur bei älteren Menschen von entscheidender Bedeutung. Krankenpfleger empfehlen eine angemessene Aufnahme von magerem Eiweiß, um die Muskelgesundheit zu unterstützen. Ballaststoffe wiederum tragen zu einem regelmäßigen Darm und zur Gewichtskontrolle bei.

Kalzium und Vitamin D für die Knochengesundheit
Die Knochengesundheit ist bei älteren Menschen von größter Bedeutung, um Knochenbrüchen und Osteoporose vorzubeugen. Die Krankenpfleger heben die Bedeutung einer angemessenen Aufnahme von Kalzium und Vitamin D hervor, um die Knochen zu stärken und die Kalziumaufnahme zu verbessern.

Angemessene Hydratation
Dehydrierung kann bei älteren Menschen ein häufiges Problem sein, da das Durstgefühl nachlässt und die Fähigkeit, den Flüssigkeitshaushalt effektiv zu regulieren, verloren geht. Krankenpfleger fördern eine angemessene Hydratation, indem sie den Patienten empfehlen, ausreichend Wasser zu trinken und wasserreiche Lebensmittel wie Obst und Gemüse zu sich zu nehmen.

Kontrolle des Blutzuckerspiegels
Für ältere Menschen mit Diabetes oder einem Risiko für Typ-2-Diabetes ist die Kontrolle des Blutzuckerspiegels entscheidend, um Komplikationen zu verhindern. Die Krankenpfleger arbeiten mit den Patienten zusammen, um geeignete Ernährungspläne zu erstellen, die den Blutzuckerspiegel regulieren und gleichzeitig den Ernährungsbedürfnissen der Patienten entsprechen.

Reduzierung des Salzverbrauchs

Krankenpfleger raten älteren Menschen häufig dazu, den Salzkonsum zu reduzieren, da zu viel Salz zu einem Anstieg des Blutdrucks führen kann. Sie helfen den Patienten, eine kluge Lebensmittelauswahl zu treffen, indem sie natriumarme Lebensmittel bevorzugen.

Umgang mit Essstörungen und Allergien
Bei einigen älteren Menschen können Essstörungen, Allergien oder Nahrungsmittelunverträglichkeiten auftreten. Krankenpfleger erkennen diese Probleme und arbeiten mit den Patienten zusammen, um Ernährungspläne zu erstellen, die den Bedürfnissen der Patienten entsprechen und gleichzeitig problematische Lebensmittel meiden.

Zusammenfassend lässt sich sagen, dass Krankenpfleger eine entscheidende Rolle bei der Beurteilung der spezifischen Ernährungsbedürfnisse älterer Menschen spielen. Sie erkennen die altersbedingten physiologischen Veränderungen, wie z. B. einen geringeren Appetit und Energiebedarf, und geben Ratschläge für eine ausgewogene Ernährung. Sie heben die Bedeutung von Proteinen, Ballaststoffen, Kalzium, Vitamin D, Flüssigkeitszufuhr, Blutzuckerkontrolle und Salzreduktion hervor, um die Gesundheit und das Wohlbefinden älterer Patienten zu unterstützen.

- **Vermeidung von Unterernährung und Dehydrierung**

Unterernährung und Dehydrierung sind häufige Probleme bei älteren Menschen und können schwerwiegende Folgen für ihre Gesundheit und Lebensqualität haben. Krankenpfleger spielen eine lebenswichtige Rolle, indem sie das Risiko von Unterernährung und Dehydrierung erkennen, Präventionsmaßnahmen einleiten und kontinuierliche Unterstützung anbieten.

Bewertung des Ernährungszustands

Krankenpfleger verwenden Bewertungsinstrumente, um den Ernährungszustand älterer Patienten zu beurteilen, indem sie u. a. ihr Gewicht, ihren Body-Mass-Index, ihre Nahrungsaufnahme und ihren allgemeinen Gesundheitszustand untersuchen. Sie achten auf Anzeichen von unbeabsichtigtem Gewichtsverlust, Muskelabbau und Nährstoffmangel.

Bewertung der Hydratation
Ebenso entscheidend ist die Beurteilung der Hydratation. Die Krankenpfleger achten auf Anzeichen von Dehydrierung wie Mundtrockenheit, verminderte Urinproduktion, trockene Haut und Verwirrtheit. Außerdem halten sie die Patienten dazu an, ausreichend Wasser zu trinken und feuchtigkeitsspendende Nahrungsmittel zu sich zu nehmen.

Erstellen von angepassten Ernährungsplänen
Krankenpfleger arbeiten mit den Patienten zusammen, um Ernährungspläne zu erstellen, die auf ihre Bedürfnisse und Ernährungsvorlieben zugeschnitten sind. Diese Pläne zielen auf die Versorgung mit wichtigen Nährstoffen, die Erhaltung oder Verbesserung des Gewichts und die Vermeidung von Unterernährung ab.

Ermutigung zu ausgewogenen Mahlzeiten
Krankenpfleger beraten Patienten darüber, wie wichtig es ist, ausgewogene Mahlzeiten zu sich zu nehmen, die eine Vielzahl nährstoffreicher Lebensmittel enthalten. Sie empfehlen, mageres Eiweiß, Gemüse, Obst, Vollkornprodukte und fettarme Milchprodukte in die tägliche Ernährung aufzunehmen.

Überwachung des Bedarfs an Ernährungshilfe
Einige ältere Menschen haben aufgrund von Mobilitätsproblemen, Schluckstörungen oder anderen gesundheitlichen Herausforderungen möglicherweise Schwierigkeiten, Mahlzeiten zuzubereiten oder zu essen.

Krankenpfleger ermitteln diese Bedürfnisse und helfen bei der Koordination von Ernährungshilfen wie Essen auf Rädern oder Gruppenmahlzeiten.

Bildung von Pflegekräften

Die Aufklärung von Pflegekräften, einschließlich Familienmitgliedern und pflegenden Angehörigen, ist für die Vermeidung von Unterernährung und Dehydrierung bei älteren Menschen von entscheidender Bedeutung. Krankenpfleger geben Ratschläge zur Zubereitung nahrhafter Mahlzeiten, zum Umgang mit speziellen Diäten und zur Überwachung der Anzeichen von Unterernährung und Dehydrierung.

Regelmäßige Überwachung und Anpassungen

Die Vermeidung von Unterernährung und Dehydrierung erfordert eine regelmäßige Überwachung des Ernährungszustands und des Wasserhaushalts. Die Krankenpfleger überwachen die Fortschritte der Patienten, passen die Ernährungspläne an die sich ändernden Bedürfnisse an und nehmen entsprechende Änderungen vor.

Zusammenfassend lässt sich sagen, dass Krankenpfleger eine entscheidende Rolle bei der Prävention von Unterernährung und Dehydrierung bei älteren Menschen spielen. Sie beurteilen den Ernährungs- und Hydratationszustand, entwickeln geeignete Ernährungspläne, regen zu ausgewogenen Mahlzeiten an, koordinieren die Ernährungsberatung, schulen das Pflegepersonal und sorgen für eine regelmäßige Nachsorge, um die Gesundheit und das Wohlbefinden älterer Patienten zu erhalten.

- **Ernährungsanpassungen bei häufigen Erkrankungen**

Ältere Menschen können an verschiedenen chronischen Erkrankungen leiden, die spezielle

Ernährungsanpassungen erfordern, um ihre Gesundheit und ihr Wohlbefinden zu unterstützen. Krankenpfleger spielen eine entscheidende Rolle bei der Beurteilung des Ernährungsbedarfs von Patienten mit häufigen Erkrankungen und bei der Bereitstellung einer geeigneten Ernährungsberatung.

Diabetes Typ 2

Für ältere Menschen mit Typ-2-Diabetes ist die Blutzuckereinstellung von entscheidender Bedeutung, um Komplikationen zu vermeiden. Die Krankenpfleger arbeiten mit den Patienten zusammen, um Ernährungspläne zu erstellen, die den Blutzuckerspiegel regulieren und gleichzeitig wichtige Nährstoffe liefern. Sie empfehlen eine Auswahl an Lebensmitteln mit niedrigem glykämischen Index und überwachen die Kohlenhydratportionen.

Hoher Blutdruck

Patienten mit Bluthochdruck müssen ihren Salzkonsum einschränken, um einen gesunden Blutdruck aufrechtzuerhalten. Krankenpfleger raten dazu, den Natriumkonsum zu reduzieren, indem man salzreiche Lebensmittel meidet, Mahlzeiten mit Kräutern und Gewürzen würzt und die Nährwertkennzeichnungen sorgfältig liest.

Herz-Kreislauf-Erkrankungen

Für ältere Menschen mit Herz-Kreislauf-Erkrankungen wie der koronaren Herzkrankheit empfehlen Krankenpfleger eine Ernährung, die reich an Obst, Gemüse, Vollkornprodukten, fettem Fisch und ungesättigten Fetten ist. Sie betonen, wie wichtig es ist, gesättigte Fette, Transfette und Zuckerzusätze zu reduzieren, um die Herzgesundheit zu erhalten.

Osteoporose

Osteoporose ist bei älteren Menschen aufgrund des erhöhten Risikos von Knochenbrüchen ein großes Problem.

Krankenpfleger empfehlen Lebensmittel mit hohem Kalzium- und Vitamin-D-Gehalt zur Stärkung der Knochen, wie fettarme Milchprodukte, grünes Blattgemüse und fetten Fisch.

Schluckstörungen
Schluckstörungen können die Nahrungsaufnahme erschweren und das Risiko einer Fehlgeburt mit sich bringen. Krankenpfleger arbeiten mit Patienten und Ernährungsspezialisten zusammen, um geeignete Ernährungspläne wie z. B. veränderte Texturen zu entwickeln, damit das Essen sicher ist und Spaß macht.

Nierenerkrankungen
Ältere Menschen mit Nierenerkrankungen müssen auf ihre Aufnahme von Eiweiß, Kalium, Phosphor und Natrium achten. Krankenpfleger arbeiten mit den Patienten zusammen, um spezielle Ernährungspläne zu erstellen, die die Nierengesundheit unterstützen, indem sie die Nährstoffe ausgleichen und Lebensmittel mit hohem Kalium- und Phosphorgehalt meiden.

Andere häufige Pathologien
Die Krankenpfleger sind darin geschult, sich mit verschiedenen anderen häufigen Erkrankungen wie Magen-Darm-Störungen, Nahrungsmittelallergien und Atemwegserkrankungen auseinanderzusetzen. Sie passen die Ernährungsempfehlungen an diese speziellen Bedürfnisse an, um eine bedarfsgerechte Ernährung für jeden Patienten zu gewährleisten.

Zusammenfassend lässt sich sagen, dass Krankenpfleger eine lebenswichtige Rolle bei der Anpassung der Ernährungsempfehlungen an die bei älteren Menschen häufig auftretenden Krankheiten spielen. Sie arbeiten mit den Patienten zusammen, um spezifische Ernährungspläne zu entwickeln, die den einzigartigen Gesundheitsbedürfnissen jedes Einzelnen gerecht werden, und fördern so die Bewältigung chronischer Krankheiten und die Erhaltung der allgemeinen Gesundheit.

Angepasste körperliche Aktivität und emotionales Wohlbefinden

- **Gesundheitliche Vorteile von körperlicher Aktivität bei älteren Menschen**

Körperliche Aktivität spielt eine wesentliche Rolle bei der Aufrechterhaltung der Gesundheit und des Wohlbefindens älterer Menschen. Krankenpfleger erkennen die signifikanten Vorteile von Bewegung und ermutigen ältere Patienten aktiv, einen aktiven Lebensstil zu pflegen, um ihre allgemeine Lebensqualität zu verbessern.

Muskelaufbau und Gleichgewicht
Regelmäßige körperliche Aktivität, insbesondere Übungen zur Stärkung der Muskulatur, trägt dazu bei, die Muskelmasse bei älteren Menschen zu erhalten und zu verbessern. Diese Übungen helfen auch, die Knochen zu stärken und das Gleichgewicht zu verbessern, wodurch das Risiko von Stürzen und Knochenbrüchen verringert wird.

Herz-Kreislauf-Training wie Gehen, Schwimmen oder Radfahren verbessert die Herzgesundheit, indem es das Herz stärkt und die Ausdauer steigert. Dies kann das Risiko von Herz-Kreislauf-Erkrankungen wie koronarer Herzkrankheit und Bluthochdruck senken.

Gewichtsmanagement
Regelmäßige körperliche Aktivität hilft bei älteren Menschen, ein gesundes Körpergewicht zu halten. Durch die Kombination von Bewegung mit einer ausgewogenen Ernährung kann einer übermäßigen Gewichtszunahme vorgebeugt werden, was für die Stoffwechselgesundheit und die Behandlung chronischer Krankheiten wichtig ist.

Verbesserung der psychischen Gesundheit

Körperliche Betätigung hat positive Auswirkungen auf die psychische Gesundheit älterer Menschen. Sie kann dazu beitragen, Stress, Angstzustände und Depressionen zu reduzieren, indem sie Endorphine, die Hormone des Wohlbefindens, freisetzt. Regelmäßige körperliche Aktivität wird mit einer besseren psychosozialen Lebensqualität in Verbindung gebracht.

Erhalt der kognitiven Funktion

Studien legen nahe, dass körperliche Aktivität dazu beitragen kann, die kognitive Funktion bei älteren Menschen zu erhalten. Bewegung fördert die Durchblutung des Gehirns, was dazu beitragen kann, das Risiko eines kognitiven Verfalls und neurologischer Störungen wie Demenz zu verringern.

Verbesserung der Schlafqualität

Regelmäßige körperliche Aktivität kann die Schlafqualität bei älteren Menschen verbessern, indem sie einen tieferen und erholsameren Schlaf fördert. Eine bessere Schlafqualität trägt zur allgemeinen Gesundheit, zur Energie und zur Wachsamkeit am Tag bei.

Stärkung des Immunsystems

Regelmäßige Bewegung kann das Immunsystem älterer Menschen stärken, indem sie die Durchblutung verbessert und die Zirkulation von Immunzellen fördert. Dies kann dazu beitragen, das Risiko von Infektionen zu verringern und eine bessere Reaktion auf Krankheiten zu fördern.

Soziale Interaktion

Körperliche Aktivität, ob in der Gruppe oder individuell, bietet Möglichkeiten für soziale Interaktion. Dies kann dazu beitragen, sozialer Isolation vorzubeugen, gemeinschaftliche Bindungen zu stärken und das emotionale Wohlbefinden zu verbessern.

Zusammenfassend lässt sich sagen, dass körperliche Aktivität eine Vielzahl von Vorteilen für die Gesundheit älterer Menschen bietet. Krankenpfleger spielen eine wichtige Rolle, wenn es darum geht, Patienten zu ermutigen und über die Vorteile regelmäßiger Bewegung aufzuklären. Indem sie diese Vorteile mit anderen Pflegemaßnahmen kombinieren, tragen sie dazu bei, die allgemeine Lebensqualität älterer Menschen zu verbessern.

- **Empfehlungen und Sicherheit in der Ausübung für Senioren**

Wenn es darum geht, ältere Menschen zu körperlicher Aktivität zu ermutigen, sind geeignete Empfehlungen und die Gewährleistung der Sicherheit während des Trainings von entscheidender Bedeutung. Krankenpfleger spielen eine entscheidende Rolle, indem sie spezifische Ratschläge erteilen und die Teilnahme der Patienten an geeigneten körperlichen Aktivitäten beaufsichtigen.

Vorherige ärztliche Konsultation
Bevor ältere Menschen mit einem Übungsprogramm beginnen, sollten sie sich mit ihrem Gesundheitsexperten beraten, um sicherzustellen, dass die Übungen angesichts ihres aktuellen Gesundheitszustands sicher sind. Krankenpfleger können dabei helfen, diese Konsultation zu erleichtern und den Arzt mit relevanten Informationen zu versorgen.

Auswahl geeigneter Übungen
Krankenpfleger beraten die Patienten, welche Art von Übungen für ihre körperliche Verfassung und ihre Bedürfnisse geeignet sind. Häufig werden Aerobic, Muskelaufbau, Beweglichkeits- und Gleichgewichtsübungen empfohlen, um einen

vollständigen Bewegungsumfang zu erhalten und Verletzungen vorzubeugen.

Allmähliche Progression
Es ist wichtig, langsam anzufangen und sich allmählich in einem Übungsprogramm zu steigern, insbesondere bei älteren Menschen, die vielleicht schon länger nicht mehr trainiert haben. Krankenpfleger helfen den Patienten, realistische Ziele zu setzen und einen Fortschrittsplan zu befolgen, der auf ihr Fitnessniveau abgestimmt ist.

Aufwärmen und Abkühlen
Ein angemessenes Aufwärmen vor dem Sport und ein Abkühlen danach sind entscheidend, um Verletzungen vorzubeugen. Krankenpfleger bringen den Patienten geeignete Aufwärm- und Abkühlungstechniken bei, wie z. B. leichtes Dehnen und Atemübungen.

Verwendung von Sicherheitsausrüstung
Wenn Ausrüstungsgegenstände wie Wanderstöcke, Yogamatten oder Sportschuhe erforderlich sind, um die Sicherheit während der Übungen zu gewährleisten, beraten die Krankenpfleger über deren korrekte Verwendung. Sie stellen sicher, dass die Patienten verstehen, wie sie diese Geräte sicher verwenden können.

Auf Anzeichen von Unbehagen oder Schmerzen achten
Die Krankenpfleger empfehlen den Patienten, ihren Körper während des Trainings genau zu beobachten und ungewöhnliche Beschwerden oder Schmerzen zu melden. Sie bringen den Patienten bei, Warnsignale zu erkennen und zu wissen, wann es notwendig ist, langsamer zu werden oder aufzuhören.

Angemessene Hydratation
Die Krankenpfleger betonen, wie wichtig es ist, während des Sports hydratisiert zu bleiben. Sie empfehlen den Patienten, vor, während und nach der körperlichen Aktivität

regelmäßig Wasser zu trinken, um eine Dehydrierung zu vermeiden.

Aufsicht und Überwachung
Die Krankenpfleger übernehmen eine Aufsichtsfunktion, indem sie den Patienten bei der Einhaltung ihres Übungsprogramms helfen und dafür sorgen, dass sie sichere Fortschritte machen. Sie stehen zur Verfügung, um Fragen und Bedenken der Patienten zu beantworten und die Empfehlungen an die Entwicklung ihres Zustands anzupassen.

Zusammenfassend lässt sich sagen, dass Krankenpfleger Empfehlungen geben und für die Sicherheit älterer Menschen sorgen, wenn sie sich an den Übungen beteiligen. Sie beraten über geeignete Übungen, allmähliche Progression, Sicherheitsvorkehrungen, Aufwärmen und Abkühlen, die Verwendung von Geräten und die Überwachung auf Anzeichen von Schmerzen. Durch die persönliche Beratung helfen sie den Patienten, einen aktiven Lebensstil beizubehalten und gleichzeitig das Verletzungsrisiko zu minimieren.

- **Stressbewältigung, Förderung des Selbstwertgefühls und emotionale Unterstützung**
Stressbewältigung, die Förderung des Selbstwertgefühls und emotionale Unterstützung sind wesentliche Aspekte des geistigen und emotionalen Wohlbefindens älterer Menschen. Krankenpfleger spielen eine entscheidende Rolle, indem sie Beratung und Unterstützung anbieten, um älteren Patienten zu helfen, die emotionalen Herausforderungen des Alterns zu bewältigen.

Umgang mit Stress
Stress kann sich negativ auf die körperliche und geistige Gesundheit älterer Menschen auswirken. Krankenpfleger bringen den Patienten Techniken zur Stressbewältigung

bei, wie z. B. Entspannung, Meditation, tiefes Atmen und die Ausübung beruhigender Hobbys. Sie zeigen, wie sie diese Techniken in ihre tägliche Routine integrieren können, um Stress abzubauen und die Entspannung zu fördern.

Förderung des Selbstwertgefühls

Das Selbstwertgefühl spielt eine entscheidende Rolle für die geistige und emotionale Gesundheit älterer Menschen. Krankenpfleger arbeiten mit den Patienten zusammen, um ihr Selbstwertgefühl zu stärken, indem sie ihre Leistungen anerkennen, die Äußerung ihrer Interessen fördern und ihren Wert als einzigartige Individuen hervorheben.

Emotionale Unterstützung

Das Altern kann eine Reihe emotionaler Herausforderungen mit sich bringen, wie z. B. den Verlust geliebter Menschen, Einsamkeit und die Anpassung an veränderte Rollen. Krankenpfleger bieten emotionale Unterstützung, indem sie den Sorgen der Patienten aufmerksam zuhören, einen sicheren Raum für den Ausdruck ihrer Emotionen bieten und ihnen helfen, Strategien zu entwickeln, um mit diesen Herausforderungen umzugehen.

Soziale und Freizeitaktivitäten

Soziale Aktivitäten und Freizeitbeschäftigungen spielen eine wichtige Rolle bei der Aufrechterhaltung des emotionalen Wohlbefindens. Krankenpfleger ermutigen Patienten, sich an sozialen Aktivitäten, Clubs, Freizeitgruppen und Gemeindeveranstaltungen zu beteiligen. Diese sozialen Interaktionen fördern das Gefühl der Zugehörigkeit und verringern die Isolation.

Ressourcen für Unterstützung und Beratung

Krankenpfleger informieren über die für ältere Menschen verfügbaren Unterstützungs- und Beratungsressourcen. Sie können Patienten an psychosoziale Fachkräfte oder Selbsthilfegruppen verweisen, die spezielle Unterstützung bei den emotionalen Herausforderungen des Alterns anbieten.

Offene und einfühlsame Kommunikation
Krankenpfleger bauen vertrauensvolle Beziehungen zu den Patienten auf, indem sie eine offene und einfühlsame Kommunikation fördern. Sie ermutigen die Patienten, ihre Gefühle, Sorgen und Wünsche zu äußern, und achten auf ihre emotionalen Bedürfnisse.

Familiäre und soziale Unterstützung
Krankenpfleger erkennen, wie wichtig familiäre und soziale Unterstützung im Leben älterer Menschen ist. Sie arbeiten mit Familienmitgliedern, Freunden und natürlichen Betreuern zusammen, um ein starkes Unterstützungsnetzwerk aufzubauen, das das emotionale Wohlbefinden der Patienten stärkt.

Zusammenfassend lässt sich sagen, dass Krankenpfleger eine entscheidende Rolle bei der Stressbewältigung, der Förderung des Selbstwertgefühls und der emotionalen Unterstützung älterer Menschen spielen. Indem sie Techniken zur Stressbewältigung vermitteln, das Selbstwertgefühl stärken, emotionale Unterstützung anbieten und die Teilnahme an sozialen und Freizeitaktivitäten fördern, tragen sie dazu bei, die allgemeine psychische und emotionale Gesundheit älterer Patienten zu verbessern.

Kapitel 6

Kommunikation und Beziehungen zu älteren Patienten

Effektive Kommunikationsansätze

- **Patientenzentrierte Kommunikation: aktives Zuhören und Einfühlungsvermögen**

Kommunikation ist ein grundlegender Bestandteil einer qualitativ hochwertigen geriatrischen Versorgung. Krankenpfleger müssen die Fähigkeiten des aktiven Zuhörens und des Einfühlungsvermögens beherrschen, um sinnvolle Beziehungen zu älteren Patienten aufzubauen und ganzheitlich auf ihre Bedürfnisse einzugehen.

Aktives Zuhören
Aktives Zuhören ist eine Schlüsselkompetenz für Krankenpfleger. Sie bedeutet, dem Patienten die volle Aufmerksamkeit zu schenken, seine Worte zu verstehen und seine nonverbalen Emotionen zu erkennen. Krankenpfleger praktizieren aktives Zuhören, indem sie Ablenkungen beseitigen, geduldig sind und offene Fragen stellen, um die Patienten zu ermutigen, sich zu äußern.

Empathisches Verständnis
Empathie bedeutet, sich in die Lage des Patienten zu versetzen und seine Gefühle und Erfahrungen zu verstehen. Krankenpfleger zeigen Einfühlungsvermögen, indem sie die Emotionen des Patienten erkennen, seine Gefühle bestätigen und einen mitfühlenden Ansatz verfolgen. Dies stärkt das Vertrauen des Patienten und fördert eine positive Pflegebeziehung.

Validierung von Gefühlen
Ältere Patienten können eine Reihe von Gefühlen empfinden, darunter Angst, Traurigkeit und Unruhe. Krankenpfleger validieren die Gefühle der Patienten, indem sie sie anerkennen und zeigen, dass sie sie verstehen. Sie könnten zum Beispiel sagen: *"Ich kann sehen, dass diese Situation für Sie schwierig ist. Wie kann ich Ihnen helfen, sich besser zu fühlen?"*.

Nonverbale Kommunikation

Nonverbale Kommunikation wie Körpersprache und Gesichtsausdrücke spielen eine wesentliche Rolle bei der Kommunikation mit älteren Patienten. Krankenpfleger achten auf ihre eigene Körpersprache und beobachten die Körpersprache der Patienten, um Anzeichen für Unwohlsein oder das Bedürfnis nach Trost zu erkennen.

Verwendung einer einfachen und klaren Sprache

Komplexe medizinische Fachbegriffe können für ältere Patienten verwirrend sein. Krankenpfleger verwenden eine einfache und klare Sprache, um medizinische Informationen zu erklären, und vermeiden Fachjargon. Sie stellen sicher, dass die Patienten ihren Gesundheitszustand und die vorgeschlagenen Verfahren und Behandlungen verstehen.

Achtung der kulturellen Vielfalt

Krankenpfleger zeigen Sensibilität für die kulturelle Vielfalt und die Überzeugungen der Patienten. Sie passen ihre Kommunikation unter Berücksichtigung der kulturellen Normen und individuellen Werte an und fördern so eine Beziehung, die von Vertrauen und gegenseitigem Respekt geprägt ist.

Ermutigung, Bedenken zu teilen

Die Krankenpfleger ermutigen die Patienten, ihre Bedenken, Fragen und Bedürfnisse zu äußern. Sie schaffen eine offene Umgebung, in der sich Patienten wohlfühlen, wenn sie über ihre Sorgen sprechen, was eine effektive Kommunikation und eine gemeinsame Entscheidungsfindung erleichtert.

Zusammenfassend lässt sich sagen, dass eine patientenzentrierte Kommunikation, die sich durch aktives Zuhören und Einfühlungsvermögen auszeichnet, ein wesentlicher Bestandteil einer qualitativ hochwertigen geriatrischen Pflege ist. Krankenpfleger verwenden aktives

Zuhören, um die Patienten zu verstehen, und Empathie, um ihre Gefühle zu erkennen. Sie validieren die Gefühle, verwenden eine einfache und klare Sprache, respektieren die kulturelle Vielfalt und ermutigen die Patienten, ihre Anliegen mitzuteilen. Dieser Ansatz fördert eine positive Pflegebeziehung und geht auf die ganzheitlichen Bedürfnisse älterer Patienten ein.

- **Verwendung einer einfachen und klaren Sprache**

Die Verwendung einer einfachen und klaren Sprache ist eine entscheidende Fähigkeit für Krankenpfleger, wenn sie mit älteren Patienten kommunizieren. Komplexe medizinische Begriffe und Fachjargon können verwirrend sein, vor allem für diejenigen, die mit medizinischen Konzepten nicht vertraut sind. Durch die Verwendung einer verständlichen Sprache können Krankenpfleger die Kommunikation verbessern, das Verständnis stärken und eine fundierte Entscheidungsfindung fördern.

Vermeiden Sie medizinischen Jargon

Medizinischer Fachjargon kann älteren Patienten fremd und einschüchternd erscheinen. Krankenpfleger sollten auf die Verwendung von Fachbegriffen verzichten und stattdessen einfache, umgangssprachliche Wörter verwenden. Anstatt beispielsweise "Bluthochdruck" zu sagen, können sie erklären, dass es sich um "erhöhten Blutdruck " handelt.

Komplexe Begriffe erklären

Wenn es notwendig ist, komplexere medizinische Begriffe zu verwenden, sollten Krankenpfleger sich die Zeit nehmen, diese Begriffe auf einfache Weise zu erklären. Sie können Analogien oder konkrete Beispiele verwenden, um die Bedeutung dieser Begriffe zu veranschaulichen und den Patienten beim Verständnis zu helfen.

Informationen in Schritten geben

Bei der Vermittlung wichtiger medizinischer Informationen ist es am besten, diese in klare und verständliche Schritte zu unterteilen. Krankenpfleger können die Informationen sequenziell präsentieren und den Patienten genügend Zeit lassen, jeden Schritt aufzunehmen, bevor sie zum nächsten übergehen.

Verwendung von visuellen Bildern

Die Verwendung von visuellen Bildern wie Schemata oder einfachen Zeichnungen kann helfen, komplexe Informationen zu verdeutlichen. Krankenpfleger können Diagramme verwenden, um medizinische Verfahren oder Gesundheitszustände zu erläutern, was das Verständnis der Patienten verbessern kann.

Das Verständnis überprüfen

Es ist wichtig, dass Krankenpfleger sich vergewissern, dass die Patienten die Informationen verstanden haben. Sie können offene Fragen stellen, um das Verständnis zu überprüfen, wie z. B. *"Können Sie mir sagen, wie Sie das verstanden haben?"* oder *"Haben Sie noch Fragen dazu?"*.

Vermeidung von übermäßigen Informationen

Zu viele Informationen auf einmal können ältere Patienten überfordern. Krankenpfleger sollten es vermeiden, Patienten mit unnötigen Details zu überfordern, und sich auf die wichtigsten Punkte konzentrieren. Sie können auch schriftliches Material oder Broschüren bereitstellen, damit die Patienten später auf die Informationen zurückgreifen können.

Sich an das Verständnisniveau anpassen

Jeder Patient hat ein anderes Niveau an medizinischem Verständnis und Wissen. Die Krankenpfleger stellen sich auf das Niveau jedes einzelnen Patienten ein und passen ihre Sprache entsprechend an. Sie stellen Fragen, um das

Verständnisniveau zu ermitteln, und passen ihre Kommunikation entsprechend an.

Zusammenfassend lässt sich sagen, dass die Verwendung einer einfachen und klaren Sprache für eine effektive Kommunikation mit älteren Patienten von entscheidender Bedeutung ist. Krankenpfleger vermeiden medizinischen Jargon, erklären komplexe Begriffe, geben schrittweise Informationen, verwenden visuelle Bilder, überprüfen das Verständnis, vermeiden überflüssige Informationen und passen sich dem Verständnisniveau des jeweiligen Patienten an. Dieser Ansatz fördert eine klarere Kommunikation, ein besseres Verständnis und eine informierte Entscheidungsfindung bei älteren Patienten.

- **Techniken der nonverbalen Kommunikation**

Die nonverbale Kommunikation spielt eine entscheidende Rolle bei der Bereitstellung einer effektiven geriatrischen Versorgung. Krankenpfleger müssen die Techniken der nonverbalen Kommunikation beherrschen, um eine starke Bindung zu älteren Patienten aufzubauen und ihre Bedürfnisse, Emotionen und Sorgen zu verstehen.

Achtsame Körpersprache

Bei der aufmerksamen Körpersprache geht es darum, eine offene, entspannte und dem Patienten zugewandte Körperhaltung einzunehmen. Krankenpfleger stehen gerade, zeigen Nähe und vermeiden Gesten, die als bedrohlich empfunden werden könnten, wie z. B. verschränkte Arme. Dies zeigt dem Patienten, dass der Krankenpfleger auf seine Anwesenheit achtet.

Positiver Blickkontakt

Ein positiver Blickkontakt ist ein starkes Mittel, um eine Verbindung zu älteren Patienten herzustellen. Krankenpfleger halten einen sanften und warmen Blickkontakt mit dem Patienten, vermeiden aber gleichzeitig einen zu intensiven Blickkontakt, der als einschüchternd empfunden werden kann.

Empathische Gesichtsausdrücke
Empathische Gesichtsausdrücke wie ein sanftes Lächeln und mitfühlende Blicke verstärken das Gefühl des Verstehens und der emotionalen Verbindung. Krankenpfleger passen ihre Mimik der jeweiligen Situation an. Sie drücken ihre Sympathie aus, wenn der Patient negative Emotionen teilt, und ihre Freude, wenn Fortschritte erzielt werden.

Hand- und Armbewegungen
Hand- und Armbewegungen können verwendet werden, um Offenheit, Ermutigung und Zuneigung zu zeigen. Krankenpfleger können Handgesten zur Begrüßung von Patienten, zur Veranschaulichung von Konzepten oder zum Ausdruck von Ermutigung verwenden.

Verwendung von Trostsignalen
In schwierigen Momenten für ältere Patienten können Krankenpfleger nonverbale Trostsignale einsetzen, um zu beruhigen und zu besänftigen. Dazu kann eine Hand gehören, die auf die Schulter des Patienten gelegt wird, eine sanfte Berührung oder ein wohlwollender Blick.

Anpassung an die Kommunikation des Patienten
Es ist wichtig, dass Krankenpfleger auf die nonverbale Kommunikation des Patienten achten. Sie beobachten die emotionalen und körperlichen Signale des Patienten, um seine Bedürfnisse und Reaktionen besser zu verstehen und ihre eigene Kommunikation entsprechend anzupassen.

Respekt für den persönlichen Raum
Ältere Menschen können Vorlieben in Bezug auf ihren persönlichen Raum haben. Krankenpfleger respektieren diese Grenzen, indem sie einen angenehmen Abstand

halten und vermeiden, dem Patienten ohne dessen Zustimmung zu nahe zu kommen.

Aufmerksames und reaktionsschnelles Zuhören
Zur nonverbalen Kommunikation gehört auch das aufmerksame und reaktive Zuhören, das Signale wie Kopfnicken beinhaltet, um zu zeigen, dass der Krankenpfleger in das Gespräch involviert ist und die Worte des Patienten versteht.

Zusammenfassend lässt sich sagen, dass nonverbale Kommunikationstechniken für eine effektive Kommunikation mit älteren Patienten von entscheidender Bedeutung sind. Krankenpfleger nutzen eine aufmerksame Körpersprache, positiven Blickkontakt, empathische Gesichtsausdrücke, Hand- und Armbewegungen, Trostsignale, Anpassung an die Kommunikation des Patienten, Wahrung des persönlichen Freiraums und aufmerksames Zuhören, um eine starke und verständnisvolle Verbindung zu den Patienten aufzubauen.

Umgang mit altersbedingten Kommunikationsstörungen

- **Hörverlust und Kommunikationsstrategien**

Hörverlust ist bei älteren Menschen häufig, was zu Herausforderungen in der Kommunikation führen kann. Krankenpfleger sollten sich dieser Herausforderungen bewusst sein und geeignete Kommunikationsstrategien anwenden, um eine effektive und verständliche Interaktion mit Patienten mit Hörverlust zu gewährleisten.

Anerkennung von Hörverlust
Es ist wichtig, dass Krankenpfleger in der Lage sind, die Anzeichen von Schwerhörigkeit bei älteren Patienten zu erkennen. Dazu können Schwierigkeiten gehören, einem

Gespräch zu folgen, auf geeignete Fragen zu antworten und häufig um Wiederholung zu bitten.

Optimale Positionierung

Bei der Kommunikation mit Patienten mit Hörverlust sollten sich Krankenpfleger so positionieren, dass ihr Gesicht gut beleuchtet und sichtbar ist. So können die Patienten die Gesichtsausdrücke und Lippenbewegungen lesen und die Kommunikation besser verstehen.

Klar und langsam sprechen

Krankenpfleger sollten deutlich und langsam sprechen und die Wörter gut artikulieren. Sie vermeiden es, zu laut zu sprechen, da dies den Klang verzerren kann, achten aber darauf, dass ihre Stimme ausreichend hörbar ist. Einfache Sätze zu verwenden und komplexe Sätze zu vermeiden, erleichtert ebenfalls das Verständnis.

Verwendung von Gesichtsausdrücken und Gesten

Mimik und Gestik können der Kommunikation eine visuelle Dimension hinzufügen. Krankenpfleger können ihre Worte mit Gestik und Mimik untermalen, um die Botschaft zu verstärken. Dies kann den Patienten helfen, den Kontext und den Tonfall des Gesprächs zu erfassen.

Vermeiden von Hintergrundgeräuschen

Bei der Kommunikation mit Patienten mit Hörverlust ist es wichtig, Hintergrundgeräusche und Ablenkungen zu minimieren, die das Verstehen erschweren könnten. Dadurch wird eine Umgebung geschaffen, in der man sich auf die Kommunikation konzentrieren kann.

Verwendung von Hörhilfen

Wenn der Patient ein Hörgerät trägt, können die Krankenpfleger sicherstellen, dass das Gerät richtig sitzt und einwandfrei funktioniert. Sie können den Patienten auch fragen, ob er das Hörgerät lieber während der Kommunikation benutzen möchte und sich entsprechend anpassen.

Offene Fragen stellen
Das Stellen offener Fragen ermutigt die Patienten, ausführliche Antworten zu geben. Dadurch können die Patienten den Kontext des Gesprächs besser verstehen und angemessener antworten.

Die Kommunikation an den Patienten anpassen
Jeder Patient mit Hörverlust kann unterschiedliche Vorlieben und Bedürfnisse in Bezug auf die Kommunikation haben. Krankenpfleger müssen sich auf den Kommunikationsstil des Patienten einstellen, sei es durch schriftliche Notizen, Gesten oder andere Mittel, um ein gegenseitiges Verständnis zu gewährleisten.

Zusammenfassend lässt sich sagen, dass Hörverlust bei älteren Patienten spezielle Kommunikationsstrategien erfordert. Krankenpfleger erkennen den Hörverlust, positionieren sich optimal, sprechen deutlich, verwenden Gesichtsausdrücke und Gesten, minimieren Ablenkungen, erleichtern die Benutzung von Hörgeräten, stellen offene Fragen und passen ihre Kommunikation an die individuellen Bedürfnisse des Patienten an. Dieser Ansatz gewährleistet eine effektive und verständliche Interaktion und berücksichtigt die besonderen Bedürfnisse von Patienten mit Hörverlust.

- **Sprechstörungen und Bewältigungsmethoden**
Sprachstörungen bei älteren Patienten können aus verschiedenen Ursachen resultieren, z. B. aus Schlaganfällen, neurologischen Störungen oder medizinischen Bedingungen. Krankenpfleger müssen auf diese Herausforderungen vorbereitet sein, indem sie adaptive Methoden zur Aufrechterhaltung einer effektiven Kommunikation anwenden.

Erkennen von Sprechstörungen

Die Früherkennung von Sprechstörungen ist von entscheidender Bedeutung. Krankenpfleger sollten auf Anzeichen achten, wie z. B. Schwierigkeiten, deutlich zu artikulieren, häufige Wortwiederholungen, langsames Sprechen oder die Unfähigkeit, passende Worte zu finden.

Geduld und Ermutigung

Krankenpfleger sollten bei der Kommunikation mit Patienten mit Sprachstörungen geduldig und ermutigend sein. Sie geben dem Patienten Zeit, sich zu äußern, und vermeiden es, Sätze für ihn zu beenden, sodass der Patient aktiv am Gespräch teilnehmen kann.

Offene Fragen stellen

Das Stellen offener Fragen ermutigt Patienten mit Sprechstörungen, ausführlichere Antworten zu geben. Dies gibt ihnen die Möglichkeit, sich in ihrem eigenen Tempo und mit ihren eigenen Worten auszudrücken.

Verwendung von Schrift und Bildern

Die Verwendung von Schriftstücken, Zeichnungen und Bildern kann die Kommunikation mit Patienten mit Sprachbehinderungen erleichtern. Krankenpfleger können Karten mit Bildern oder Schlüsselwörtern bereitstellen, die dem Patienten helfen, seine Bedürfnisse und Anliegen zu äußern.

Technologiegestützte Kommunikation

In einigen Fällen kann die Technologie zur Unterstützung der Kommunikation eingesetzt werden. Bei Anwendungen der technologiegestützten Kommunikation können die Patienten Nachrichten eintippen oder Bilder auswählen, um sich auszudrücken.

Ermutigung zur nonverbalen Kommunikation

Krankenpfleger ermutigen Patienten mit Sprachbehinderungen, nonverbale Kommunikation wie

Gesten, Gesichtsausdrücke und Blicke zu nutzen. Sie interpretieren diese Signale aufmerksam, um die Bedürfnisse und Emotionen des Patienten besser zu verstehen.

Mit Sprachtherapeuten zusammenarbeiten
Logopäden sind Fachkräfte, die sich auf die Rehabilitation der Kommunikation spezialisiert haben. Krankenpfleger können mit Logopäden zusammenarbeiten, um geeignete Kommunikationsstrategien zu entwickeln und sich an der Rehabilitation der Sprache des Patienten zu beteiligen.

Die Würde respektieren
Es ist von entscheidender Bedeutung, Patienten mit Sprachbehinderungen mit Respekt und Würde zu behandeln. Krankenpfleger bemühen sich, eine sichere und urteilsfreie Kommunikationsumgebung zu schaffen, in der sich die Patienten wohlfühlen und sich auf die für sie am besten geeignete Weise ausdrücken können.

Zusammenfassend lässt sich sagen, dass Sprachstörungen bei älteren Patienten spezielle Bewältigungsmethoden erfordern, um eine effektive Kommunikation aufrechtzuerhalten. Krankenpfleger erkennen Sprachstörungen, üben sich in Geduld und Ermutigung, stellen offene Fragen, verwenden Schrift und Bilder, erforschen die technologiegestützte Kommunikation, fördern die nonverbale Kommunikation, arbeiten mit Logopäden zusammen und respektieren die Würde des Patienten. Dieser Ansatz fördert eine effektive und verständliche Kommunikation und berücksichtigt dabei die individuellen Bedürfnisse von Patienten mit Sprachstörungen.

- **Kommunikation mit Menschen mit Demenz**
Demenz ist eine häufige Erkrankung bei älteren Menschen und kann aufgrund kognitiver Beeinträchtigungen zu

Kommunikationsschwierigkeiten führen. Krankenpfleger benötigen spezielle Ansätze, um effektiv und respektvoll mit Demenzpatienten zu kommunizieren.

Anpassung an das Stadium der Demenz

Demenzkranke befinden sich in verschiedenen Stadien der Krankheit, was ihre Kommunikationsfähigkeit beeinflusst. Krankenpfleger passen ihre Vorgehensweise an das jeweilige Stadium der Demenz an, indem sie anfangs einfache Methoden anwenden und ihre Kommunikation mit fortschreitender Krankheit anpassen.

Verwendung kurzer und einfacher Sätze

Kurze und einfache Sätze sind für Demenzkranke leichter zu verstehen. Krankenpfleger verwenden einfache Wörter, vermeiden komplexe Sätze und konzentrieren sich auf die wesentlichen Informationen.

Beruhigender Tonfall

Ein beruhigender und besänftigender Tonfall kann dazu beitragen, eine vertrauensvolle Atmosphäre zu schaffen. Krankenpfleger verwenden bei der Kommunikation einen sanften, warmen Tonfall, der die Patienten beruhigen und eine positive Interaktion fördern kann.

Visuelle Aufmerksamkeit erregen

Demenzkranken kann es schwer fallen, sich auf verbale Kommunikation zu konzentrieren. Krankenpfleger ziehen ihre Aufmerksamkeit auf sich, indem sie sich vor ihnen aufstellen, Blickkontakt herstellen und einfache Gesten zur Verstärkung der Botschaft einsetzen.

Validierung von Emotionen

Demenzkranke Patienten können verwirrte oder desorientierte Emotionen ausdrücken. Krankenpfleger validieren diese Emotionen, indem sie zeigen, dass sie verstehen, Sympathie ausdrücken und emotionale Unterstützung anbieten.

Verwendung von visuellen Medien

Visuelle Medien, wie Bilder, Fotos oder vertraute Gegenstände, können helfen, die Kommunikation zu verstärken. Krankenpfleger können diese Medien nutzen, um Informationen zu veranschaulichen oder Erinnerungen zu wecken.

Verwendung von Musik und Erinnerungen

Musik kann bei Demenzkranken Erinnerungen und positive Gefühle hervorrufen. Krankenpfleger können Musik nutzen, um die Kommunikation zu erleichtern und eine Verbindung zum Patienten herzustellen.

Aufmerksames Zuhören und Geduld

Krankenpfleger hören aufmerksam zu und sind geduldig, wenn sie mit Demenzkranken kommunizieren. Sie geben dem Patienten Zeit, um zu antworten, vermeiden Unterbrechungen und zeigen, dass sie präsent und engagiert sind.

Zusammenfassend lässt sich sagen, dass die Kommunikation mit Menschen mit Demenz spezifische Ansätze erfordert, um den kognitiven Veränderungen Rechnung zu tragen. Krankenpfleger passen ihre Kommunikation dem Stadium der Demenz an, verwenden einfache Sätze, einen beruhigenden Tonfall, lenken die visuelle Aufmerksamkeit auf sich, validieren Emotionen, verwenden visuelle Unterstützung, Musik und Erinnerungen, hören aufmerksam zu und sind geduldig. Dieser Ansatz fördert eine effektive und respektvolle Kommunikation und trägt so zum Wohlbefinden von Demenzkranken bei.

Ethik und Vertraulichkeit in der Altenpflege

- **Achtung der Würde und Autonomie älterer Patienten**

Die Achtung der Würde und Autonomie älterer Patienten ist ein grundlegendes Prinzip in der geriatrischen Pflege. Krankenpfleger sollten erkennen, wie wichtig es ist, die Würde der Patienten zu wahren und gleichzeitig ihre Autonomie zu fördern und ihre Entscheidungen zu respektieren.

Förderung einer informierten Entscheidungsfindung

Krankenpfleger fördern eine informierte Entscheidungsfindung bei älteren Patienten. Sie stellen klare und verständliche Informationen über Behandlungsmöglichkeiten, Vor- und Nachteile bereit, damit die Patienten fundierte Entscheidungen auf der Grundlage ihrer Werte und Vorlieben treffen können.

Respektieren von Entscheidungen und Vorlieben

Krankenpfleger respektieren die Entscheidungen und Präferenzen der Patienten in Bezug auf Pflege und Behandlung. Sie erkennen an, dass ältere Patienten das Recht haben, über ihre eigene Gesundheit und ihren Lebensstil zu entscheiden, und arbeiten mit ihnen zusammen, um einen Pflegeplan zu erstellen, der ihren Wünschen entspricht.

Schutz der Privatsphäre

Der Schutz der Privatsphäre ist für die Wahrung der Würde älterer Patienten von entscheidender Bedeutung. Krankenpfleger ergreifen Maßnahmen, um sicherzustellen, dass Gespräche und Pflege in einer vertraulichen Umgebung stattfinden, und vermeiden unnötige Eingriffe in die Intimsphäre des Patienten.

Respektvolle Kommunikation

Krankenpfleger kommunizieren respektvoll, indem sie eine angemessene Sprache verwenden, herablassende Ausdrücke vermeiden und dem Patienten während der Interaktion ihre volle Aufmerksamkeit schenken. Sie sprechen die Patienten mit Namen an und hören ihnen aufmerksam zu, um ihre Bedürfnisse und Anliegen zu verstehen.

Autonomie fördern

Krankenpfleger fördern die Autonomie der Patienten, indem sie sie aktiv in Entscheidungen über ihre Pflege einbeziehen. Sie unterstützen Patienten bei der Durchführung alltäglicher Aktivitäten und geben ihnen gleichzeitig die Möglichkeit, so viel wie möglich selbst zu tun.

Sensibilisierung für psychosoziale Bedürfnisse

Krankenpfleger achten auf die psychosozialen Bedürfnisse älterer Patienten, wie Einsamkeit, Depressionen und Angstzustände. Sie leisten emotionale Unterstützung und bieten Möglichkeiten zur Sozialisierung, um das geistige und emotionale Wohlbefinden der Patienten zu fördern.

Familien und pflegende Angehörige einbeziehen

Krankenpfleger erkennen an, dass Familien und Betreuer eine entscheidende Rolle bei der Pflege älterer Patienten spielen. Sie respektieren die Beziehung zwischen Patienten, ihren Familien und Betreuern und beziehen diese, wenn angemessen, in den Pflegeprozess mit ein.

Bildung und Sensibilisierung

Krankenpfleger bilden sich ständig weiter, um die besonderen Bedürfnisse älterer Patienten und die besten Praktiken zur Wahrung ihrer Würde und Autonomie besser zu verstehen. Sie sensibilisieren auch ihre Kollegen und andere Angehörige der Gesundheitsberufe für die Bedeutung dieser Grundsätze.

Zusammenfassend lässt sich sagen, dass die Achtung der Würde und der Autonomie älterer Patienten in der geriatrischen Pflege von entscheidender Bedeutung ist. Krankenpfleger fördern eine informierte Entscheidungsfindung, respektieren die Entscheidungen und Präferenzen der Patienten, schützen ihre Privatsphäre, kommunizieren respektvoll, fördern ihre Autonomie, sind sensibel für ihre psychosozialen Bedürfnisse, beziehen Familien und Betreuer mit ein und bilden sich weiter, um eine respektvolle und patientenzentrierte Pflege zu gewährleisten.

- **Informierte Zustimmung und gemeinsame Entscheidungsfindung**

Die Einwilligung nach Aufklärung und die gemeinsame Entscheidungsfindung sind Schlüsselelemente einer respektvollen Kommunikation und einer patientenzentrierten Pflege. Krankenpfleger sollten mit älteren Patienten und ihren Familien zusammenarbeiten, um informierte Pflegeentscheidungen zu treffen, die mit den Werten und Vorlieben des Patienten übereinstimmen.

Erklärung der Behandlungsmöglichkeiten
Krankenpfleger erläutern klar und verständlich die verschiedenen Behandlungsmöglichkeiten, die dem Patienten zur Verfügung stehen. Sie beschreiben die Vor- und Nachteile, Risiken und Folgen jeder Option, damit der Patient und seine Familie eine fundierte Entscheidung treffen können.

Wahrung des Rechts auf Ablehnung
Ältere Patienten haben das Recht, eine Behandlung oder einen medizinischen Eingriff abzulehnen. Krankenpfleger respektieren dieses Recht und informieren ausführlich über die möglichen Folgen einer Ablehnung und bieten Unterstützung an, um dem Patienten zu helfen, die Auswirkungen seiner Entscheidung zu verstehen.

Klärung von Fragen und Bedenken
Krankenpfleger ermutigen Patienten und ihre Familien, Fragen zu stellen und ihre Bedenken zu äußern. Sie geben klare und ehrliche Antworten, die helfen, Zweifel zu klären und Sorgen zu mindern, was wiederum zu einer fundierten Entscheidung beiträgt.

Den Patienten in den Entscheidungsprozess einbeziehen
Gemeinsame Entscheidungsfindung bedeutet, dass der Patient aktiv in den Entscheidungsprozess einbezogen wird. Krankenpfleger berücksichtigen die Meinungen, Vorlieben und Werte des Patienten und ermutigen ihn, seine Entscheidungen im Hinblick auf sein eigenes Wohlbefinden zu treffen.

Aufmerksam zuhören und Meinungen respektieren
Krankenpfleger hören sich die Meinungen und Vorlieben des Patienten aufmerksam an. Sie respektieren die Entscheidungen des Patienten, auch wenn sie von denen der Pflegekraft abweichen, und arbeiten zusammen, um einen Pflegeplan zu finden, der für alle Beteiligten akzeptabel ist.

Dokumentieren Sie die informierte Zustimmung
Die informierte Zustimmung muss in der Krankenakte des Patienten angemessen dokumentiert werden. Krankenpfleger stellen sicher, dass alle Gespräche, Behandlungsoptionen und Entscheidungen genau und detailliert dokumentiert werden.

Interdisziplinäre Zusammenarbeit
An der gemeinsamen Entscheidungsfindung können mehrere Angehörige der Gesundheitsberufe beteiligt sein, insbesondere bei älteren Patienten mit komplexen Gesundheitsproblemen. Krankenpfleger arbeiten mit anderen Mitgliedern des medizinischen Teams zusammen, um sicherzustellen, dass alle notwendigen Informationen berücksichtigt werden.

Kontinuierliche Bewertung von Behandlungsoptionen

Die Behandlungsoptionen können sich im Laufe der Zeit je nach Gesundheitszustand des Patienten ändern. Krankenpfleger bewerten die Behandlungsoptionen regelmäßig mit dem Patienten und seiner Familie neu, um sicherzustellen, dass sie noch mit den aktuellen Bedürfnissen und Vorlieben des Patienten übereinstimmen.

Zusammenfassend lässt sich sagen, dass die informierte Zustimmung und die gemeinsame Entscheidungsfindung entscheidende Prinzipien in der geriatrischen Pflege sind. Krankenpfleger erläutern Behandlungsoptionen, respektieren das Recht auf Ablehnung, klären Fragen, beziehen den Patienten ein, hören aufmerksam zu, dokumentieren Entscheidungen, arbeiten mit anderen Berufsgruppen zusammen und bewerten Behandlungsoptionen regelmäßig neu. Dieser Ansatz stellt sicher, dass ältere Patienten aktiv in ihre Versorgung einbezogen werden und dass die getroffenen Entscheidungen mit ihren Werten und Präferenzen übereinstimmen.

- **Umgang mit vertraulichen medizinischen Informationen**

Die Vertraulichkeit medizinischer Informationen ist ein wesentlicher Bestandteil einer ethischen und respektvollen Gesundheitsfürsorge. Krankenpfleger sollten strenge Maßnahmen ergreifen, um die Vertraulichkeit der medizinischen Informationen älterer Patienten zu gewährleisten und deren Recht auf Privatsphäre zu schützen.

Einhaltung von Vertraulichkeitsstandards

Krankenpfleger müssen die Standards und Vorschriften zum Schutz der Vertraulichkeit medizinischer Daten einhalten, wie z. B. das Datenschutzgesetz und die internen Richtlinien der Gesundheitseinrichtung.

Beschränkter Zugang zu Informationen
Medizinische Informationen sollten nur denjenigen Angehörigen der Gesundheitsberufe zugänglich sein, die direkt an der Versorgung des Patienten beteiligt sind. Krankenpfleger stellen sicher, dass nur autorisierte Mitglieder des medizinischen Teams Zugang zu medizinischen Unterlagen haben.

Schutz elektronischer Informationen
Wenn Krankenakten elektronisch gespeichert werden, ergreifen Krankenpfleger Maßnahmen, um Online-Informationen vor unbefugtem Zugriff und Verstößen gegen die Datensicherheit zu schützen.

Vertrauliche Diskussionen
Bei Gesprächen über die Pflege mit älteren Patienten achten die Krankenpfleger darauf, dass diese Gespräche in privaten Räumen stattfinden, in denen andere Patienten oder Besucher vertrauliche Informationen nicht mithören können.

Zustimmung zur Weitergabe von Informationen
Bevor Krankenpfleger medizinische Informationen an andere Angehörige der Gesundheitsberufe weitergeben, holen sie die informierte Zustimmung des Patienten oder seines gesetzlichen Vertreters ein, wobei sie den Grund für die Weitergabe der Informationen klar erläutern.

Sichere Übertragung von Informationen
Wenn sie medizinische Informationen elektronisch oder telefonisch übermitteln müssen, stellen Krankenpfleger sicher, dass die Kommunikationskanäle sicher sind und die Informationen vertraulich übermittelt werden.

Sichere Vernichtung von Dokumenten
Wenn die medizinischen Unterlagen nicht mehr benötigt werden, sorgen die Krankenpfleger dafür, dass sie sicher

vernichtet werden, um eine unbefugte Weitergabe zu verhindern.

Sensibilisierung und Bildung
Die Krankenpfleger bilden sich regelmäßig über bewährte Verfahren zum Datenschutz fort und sensibilisieren ihre Kollegen und andere Mitglieder des medizinischen Teams für die Bedeutung des Schutzes medizinischer Informationen.

Zusammenfassend lässt sich sagen, dass der Umgang mit vertraulichen medizinischen Informationen ein entscheidender Aspekt der geriatrischen Pflege ist. Krankenpfleger halten sich an Vertraulichkeitsstandards, beschränken den Zugang zu Informationen, schützen elektronische Informationen, führen vertrauliche Gespräche, holen die Zustimmung zur Weitergabe von Informationen ein, übermitteln Informationen auf sichere Weise, vernichten Dokumente auf sichere Weise und schulen sich in der Aufrechterhaltung strenger Vertraulichkeitspraktiken. Dieser Ansatz stellt sicher, dass die medizinischen Informationen älterer Patienten mit Respekt behandelt und angemessen geschützt werden.

Kapitel 7

Spezifische
Pflege
bei
geriatrischen
Erkrankungen

Neurodegenerative Erkrankungen (Alzheimer, Parkinson usw.)

- **Verständnis der gängigen neurodegenerativen Erkrankungen**

Neurodegenerative Erkrankungen wie Demenz und Parkinson sind bei älteren Menschen häufig und stellen besondere Herausforderungen für die Pflege dar. Krankenpfleger müssen ein umfassendes Verständnis dieser Krankheiten haben, um eine qualitativ hochwertige und angemessene Pflege zu gewährleisten.

Demenz
Demenz ist ein allgemeiner Begriff, der umfasst mehrere Störungen, die durch eine allmähliche Verschlechterung der kognitiven Funktion gekennzeichnet sind. Zu den häufigsten Formen der Demenz gehören die Alzheimer-Krankheit, die Lewy-Körperchen-Demenz, die frontotemporale Demenz und die vaskuläre Demenz. Krankenpfleger müssen die Symptome, Progressionsstadien und Herausforderungen von Demenz kennen, um Patienten und ihren Familien angemessene Unterstützung bieten zu können.

Parkinson-Krankheit
Die Parkinson-Krankheit ist eine neurodegenerative Erkrankung, die die Bewegungskontrolle beeinträchtigt und zu Zittern, Muskelsteifheit und Gleichgewichtsproblemen führen kann. Krankenpfleger müssen die motorischen und nicht-motorischen Symptome der Parkinson-Krankheit sowie die verfügbaren Behandlungsmethoden verstehen, um den Patienten bei der Bewältigung ihrer Symptome im Alltag zu helfen.

Verwandte Krankheiten
Neben Demenz und Parkinson gibt es weitere verwandte neurodegenerative Erkrankungen, wie die progressive

supranukleäre Lähmung, die amyotrophe Lateralsklerose (Lou-Gehrig-Krankheit) und Chorea Huntington. Krankenpfleger müssen sich dieser Erkrankungen und ihrer spezifischen Merkmale bewusst sein, um eine angemessene Pflege anbieten zu können.

Symptomatologie und Auswirkungen auf das tägliche Leben

Krankenpfleger müssen die spezifischen Symptome verstehen, die mit neurodegenerativen Erkrankungen einhergehen, wie z. B. kognitive Störungen, Mobilitätsstörungen, emotionale und Verhaltensänderungen, sowie deren Auswirkungen auf das tägliche Leben der Patienten.

Management- und Behandlungsansätze

Neurodegenerative Erkrankungen erfordern multidisziplinäre Management- und Behandlungsansätze. Krankenpfleger müssen mit pharmakologischen Interventionen, nichtpharmakologischen Therapien, Rehabilitationsprogrammen und Unterstützungsstrategien vertraut sein, um die Lebensqualität der Patienten zu verbessern.

Unterstützung für pflegende Angehörige und Familien

Neurodegenerative Erkrankungen haben erhebliche Auswirkungen auf die Familien und die Betreuer der Patienten. Krankenpfleger müssen in der Lage sein, emotionale Unterstützung, Informationen über verfügbare Ressourcen und Bewältigungsstrategien anzubieten, um den Familien bei der Bewältigung der mit diesen Krankheiten verbundenen Herausforderungen zu helfen.

Ethik und Entscheidungsfindung

Krankenpfleger müssen sich der ethischen Fragen im Zusammenhang mit neurodegenerativen Erkrankungen bewusst sein, wie z. B. der Einwilligung nach Aufklärung, dem Lebensende und dem Wunsch nach vorzeitiger

Behandlung. Sie müssen mit Patienten, Familien und medizinischen Teams zusammenarbeiten, um Entscheidungen zu treffen, die respektvoll und im Einklang mit den Wertvorstellungen der Patienten sind.

Zusammenfassend lässt sich sagen, dass das Verständnis der häufig auftretenden neurodegenerativen Erkrankungen für Krankenpfleger von entscheidender Bedeutung ist. Sie müssen die verschiedenen Krankheiten, ihre Symptome, ihre Auswirkungen auf das tägliche Leben, die Management- und Behandlungsansätze sowie die Unterstützungsbedürfnisse der Patienten und ihrer Familien kennen. Dieses umfassende Verständnis ermöglicht es Krankenpflegern, Patienten mit neurodegenerativen Erkrankungen eine einfühlsame und angemessene Pflege zu bieten.

- **Pflegeansätze zur Bewältigung kognitiver und motorischer Symptome**

Die kognitiven und motorischen Symptome, die mit neurodegenerativen Erkrankungen einhergehen, können die Lebensqualität älterer Patienten erheblich beeinträchtigen. Krankenpfleger spielen eine entscheidende Rolle bei der Umsetzung geeigneter Pflegeansätze, um diese Symptome zu lindern und das Wohlbefinden der Patienten zu verbessern.

Umgang mit kognitiven Symptomen
- **Kognitive Stimulation:** Krankenpfleger können anregende Aktivitäten einführen, um die Kognition der Patienten zu erhalten, z. B. Puzzles, Gedächtnisspiele und einnehmende Gespräche.
- **Nicht-pharmakologische Therapien:** Ansätze wie Beschäftigungstherapie und Musiktherapie können helfen, die kognitive Funktion aufrechtzuerhalten und Verhaltensstörungen zu reduzieren.

- **Angemessene Umgebung:** Die Schaffung einer vertrauten und strukturierten Umgebung kann Verwirrung und Unruhe bei Patienten mit kognitiven Symptomen verringern.

Umgang mit motorischen Symptomen
- **Mobilitätsübungen:** Krankenpfleger können Mobilitätsübungsprogramme durchführen, die dazu beitragen, die Muskelkraft, die Flexibilität und das Gleichgewicht der Patienten zu erhalten.
- **Physikalische Therapien:** Krankengymnastik und Ergotherapie können helfen, die motorische Koordination zu verbessern und Mobilitätsprobleme zu minimieren.
- **Umgebungsanpassungen: Eine** Veränderung der Umgebung zur Minimierung des Sturzrisikos, wie das Entfernen von Hindernissen und das Hinzufügen von Rampen, kann die Sicherheit der Patienten erhöhen.

Pharmakologische Therapien
Krankenpfleger müssen die Medikamente verstehen, die zur Behandlung der kognitiven und motorischen Symptome von neurodegenerativen Erkrankungen eingesetzt werden. Sie müssen die Wirkung der Medikamente sorgfältig überwachen, auf mögliche Nebenwirkungen achten und mit den Ärzten zusammenarbeiten, um die Behandlung ggf. anzupassen.

Verhaltensbezogene Interventionen
Bei verhaltensbezogenen und psychologischen Symptomen, die mit Demenz einhergehen, können Krankenpfleger verhaltenstherapeutische Interventionen wie Umlenkung, Validierung von Emotionen und beruhigende Kommunikation einsetzen.

Aufklärung von Patienten und Familien
Krankenpfleger spielen eine entscheidende Rolle bei der Aufklärung von Patienten und ihren Familien über Ansätze zur Symptombekämpfung. Sie erläutern die eingeführten Maßnahmen, geben praktische Ratschläge für die häusliche Pflege und bieten emotionale Unterstützung.

Interdisziplinäre Zusammenarbeit
Die Behandlung kognitiver und motorischer Symptome erfordert häufig eine enge Zusammenarbeit mit anderen Gesundheitsfachkräften wie Ärzten, Physiotherapeuten, Ergotherapeuten und Psychologen. Krankenpfleger arbeiten im Team, um die Pflege zu koordinieren und die Ergebnisse für die Patienten zu optimieren.

Zusammenfassend lässt sich sagen, dass Krankenpfleger eine zentrale Rolle bei der Bewältigung der kognitiven und motorischen Symptome spielen, die mit neurodegenerativen Erkrankungen einhergehen. Sie setzen Pflegeansätze wie kognitive Stimulation, nicht-pharmakologische Therapien, Umweltanpassung, Verhaltensinterventionen und pharmakologische Therapien um. Außerdem schulen sie Patienten und Familien, arbeiten mit anderen Gesundheitsfachkräften zusammen und bieten kontinuierliche Unterstützung, um die Lebensqualität älterer Patienten mit diesen Krankheiten zu verbessern.

- **Unterstützung von Patienten und Familien während des Krankheitsverlaufs**
Neurodegenerative Erkrankungen sind häufig durch einen langsamen und komplexen Verlauf gekennzeichnet. Krankenpfleger spielen eine entscheidende Rolle bei der kontinuierlichen Unterstützung von Patienten und ihren Familien während dieses Verlaufs, indem sie sich mit den auftretenden emotionalen, körperlichen und praktischen Herausforderungen auseinandersetzen.

Aufklärung über die Krankheit

Bereits bei der Diagnose informieren Krankenpfleger ausführlich über die Krankheit, ihre Symptome, den wahrscheinlichen Verlauf und die verfügbaren Behandlungsmöglichkeiten. Dies hilft Patienten und Familien zu verstehen, was sie erwarten können und wie sie mit den bevorstehenden Veränderungen besser umgehen können.

Emotionale Unterstützung

Patienten und Familien werden im Verlauf der Krankheit wahrscheinlich mit komplexen Emotionen konfrontiert, darunter Angst, Frustration, Traurigkeit und Wut. Krankenpfleger bieten ein offenes Ohr, emotionale Unterstützung und Beratung an, um bei der Bewältigung dieser Emotionen zu helfen.

Hilfe bei der Planung

Krankenpfleger helfen Patienten und Familien bei der Vorausplanung von finanziellen, rechtlichen und medizinischen Angelegenheiten. Dies kann die Planung der zukünftigen Pflege, die Ernennung eines Bevollmächtigten für den Fall einer Behinderung und den Zugang zu unterstützenden Ressourcen umfassen.

Anpassung an sich ändernde Bedürfnisse

Wenn die Krankheit fortschreitet, ändern sich auch die Bedürfnisse der Patienten und ihrer Familien. Krankenpfleger beobachten diese Veränderungen genau und passen die Unterstützungsmaßnahmen entsprechend an.

Unterstützungsnetzwerk

Krankenpfleger helfen dabei, ein starkes Unterstützungsnetzwerk für Patienten und Familien aufzubauen. Dazu kann die Vermittlung von Kontakten zu Selbsthilfegruppen, spezialisierten Therapeuten, häuslichen

Pflegediensten und anderen Gesundheitsfachkräften gehören.

Verwaltung von Pflegeübergängen
Mit fortschreitender Krankheit benötigen Patienten möglicherweise Übergänge zwischen verschiedenen Versorgungsebenen, z. B. zu Hause, im Pflegeheim oder in der Palliativpflege. Krankenpfleger koordinieren diese Übergänge, um eine kontinuierliche Pflege und eine reibungslose Anpassung zu gewährleisten.

Familien bei der Vorbereitung auf das Lebensende helfen
Krankenpfleger helfen Familien, sich auf das Lebensende vorzubereiten, indem sie Informationen über Palliativmedizin und Pflegeoptionen am Lebensende bereitstellen und Gespräche über Behandlungswünsche und Patientenverfügungen anregen.

Umgang mit Verlust und Trauer
Wenn die Krankheit ein fortgeschrittenes Stadium erreicht, bieten Krankenpfleger Unterstützung an, um den Familien bei der Bewältigung von Verlust und Trauer zu helfen. Dazu können Ressourcen für Trauerbegleitung, Bestattungsdienste und mitfühlendes Zuhören gehören.

Zusammenfassend lässt sich sagen, dass die Unterstützung von Patienten und Familien während des gesamten Verlaufs neurodegenerativer Erkrankungen ein entscheidender Aspekt der geriatrischen Versorgung ist. Krankenpfleger bieten gründliche Aufklärung, emotionale Unterstützung, Hilfe bei der Planung, Anpassung an veränderte Bedürfnisse, ein unterstützendes Netzwerk, die Bewältigung von Pflegeübergängen, die Vorbereitung auf das Lebensende und Trauerbegleitung. Dieser umfassende Ansatz trägt dazu bei, die Lebensqualität der Patienten zu verbessern und den Familien in dieser schwierigen Zeit wichtige Unterstützung zu bieten.

Herz-Kreislauf- und Stoffwechselstörungen

- **Behandlung von Bluthochdruck bei älteren Menschen**

Bluthochdruck oder Hypertonie ist ein häufiges Gesundheitsproblem bei älteren Menschen. Als Krankenpfleger spielen Sie eine Schlüsselrolle bei der Behandlung von Bluthochdruck bei dieser gefährdeten Bevölkerungsgruppe.

Verständnis von Bluthochdruck bei älteren Menschen
Es ist von entscheidender Bedeutung zu verstehen, wie sich Bluthochdruck bei älteren Menschen äußert, da er sich von jüngeren Fällen unterscheiden kann. Die Zielwerte für den Blutdruck können je nach Alter und zugrunde liegenden Gesundheitsproblemen angepasst werden.

Regelmäßige Bewertung und Screening
Als Krankenpfleger überwachen Sie regelmäßig den Blutdruck älterer Patienten und erkennen Schwankungen oder Erhöhungen. Genaue Messungen und das Führen von Aufzeichnungen sind wichtig, um das Fortschreiten des Bluthochdrucks zu beurteilen.

Änderung des Lebensstils
Der erste Schritt bei der Behandlung von Bluthochdruck bei älteren Menschen besteht häufig darin, gesunde Veränderungen des Lebensstils zu fördern, wie z. B. eine ausgewogene Ernährung, weniger Salz, regelmäßige körperliche Betätigung und Stressbewältigung.

Blutdrucksenkende Medikamente
Wenn Lebensstilmaßnahmen nicht ausreichen, um den Blutdruck zu kontrollieren, können blutdrucksenkende Medikamente verschrieben werden. Krankenpfleger spielen eine entscheidende Rolle, indem sie diese Medikamente gemäß den ärztlichen Verordnungen verabreichen,

Nebenwirkungen überwachen und die Patienten über ihre Anwendung aufklären.

Regelmäßige Überwachung und Behandlungsanpassungen

Ältere Menschen benötigen eine regelmäßige Überwachung, um die Wirksamkeit der blutdrucksenkenden Behandlung zu beurteilen. Als Krankenpfleger achten Sie auf Veränderungen des Blutdrucks und die Wirkung der Medikamente und arbeiten mit den Ärzten zusammen, um die Behandlung gegebenenfalls anzupassen.

Umgang mit Nebenwirkungen und Wechselwirkungen von Medikamenten

Einige blutdrucksenkende Medikamente können Nebenwirkungen haben, die bei älteren Menschen problematischer sein können. Krankenpfleger überwachen diese Wirkungen, geben Ratschläge zu ihrer Abschwächung und achten darauf, dass es nicht zu negativen Arzneimittelwechselwirkungen kommt.

Patientenbildung und -autonomie

Neben der Verabreichung von Medikamenten spielen Krankenpfleger eine Schlüsselrolle bei der Aufklärung älterer Patienten über Bluthochdruck, die damit verbundenen Risiken und die Maßnahmen, die sie ergreifen können, um ihren Blutdruck selbstständig zu kontrollieren.

Koordination mit anderen Gesundheitsfachkräften

Die Behandlung von Bluthochdruck bei älteren Menschen erfordert häufig eine Koordination mit anderen Gesundheitsfachkräften wie Ärzten, Ernährungsberatern und Physiotherapeuten. Die Krankenpfleger arbeiten als Team zusammen, um die Ergebnisse für die Patienten zu optimieren.

Zusammenfassend lässt sich sagen, dass die Behandlung von Bluthochdruck bei älteren Menschen eine Kombination aus Änderungen des Lebensstils, blutdrucksenkenden Medikamenten und regelmäßiger Überwachung erfordert. Krankenpfleger spielen eine entscheidende Rolle bei der Beurteilung, Aufklärung, Verabreichung von Medikamenten, Überwachung von Nebenwirkungen und bei der Befähigung der Patienten, ihre kardiovaskuläre Gesundheit besser zu managen.

- **Management von Typ-2-Diabetes und Lipidstörungen**

Die Behandlung von Typ-2-Diabetes und Fettstoffwechselstörungen ist entscheidend für die Vermeidung von Herz-Kreislauf-Komplikationen bei älteren Menschen. Als Krankenpfleger/in spielen Sie eine wichtige Rolle bei der Behandlung dieser Zustände und bei der Verbesserung der allgemeinen Gesundheit der Patienten.

Verständnis von Typ-2-Diabetes bei älteren Menschen
Es ist entscheidend zu verstehen, wie sich Typ-2-Diabetes bei älteren Menschen darstellt, da die Symptome subtil sein können und das Risiko von Komplikationen höher ist. Krankenpfleger sollten sich der Unterschiede in der Präsentation und im Umgang mit dem Diabetes im Vergleich zu anderen Altersgruppen bewusst sein.

Regelmäßige Bewertung und Überwachung
Als Krankenpfleger/in führen Sie bei älteren Patienten regelmäßige Bewertungen des Blutzucker- und Lipidprofils durch. Diese Messungen sind wichtig, um die Entwicklung der Glukose- und Lipidwerte im Blut zu überwachen und die Behandlung entsprechend anzupassen.

Umgang mit Typ-2-Diabetes
Krankenpfleger spielen eine entscheidende Rolle bei der Verabreichung von Diabetesmedikamenten, der Überwachung des Blutzuckerspiegels, der Aufklärung der

Patienten über die Selbstüberwachung und der Förderung der Einhaltung von Diäten und Diabetesmanagementplänen.

Behandlung von Fettstoffwechselstörungen
Die Behandlung von Fettstoffwechselstörungen beinhaltet häufig die Verschreibung von lipidsenkenden Medikamenten, wie z. B. Statinen. Krankenpfleger überwachen die Wirkung dieser Medikamente, klären die Patienten über deren Anwendung auf und achten auf mögliche Nebenwirkungen.

Bildung und Förderung der Selbstverwaltung
Neben der Verabreichung von Medikamenten klären Krankenpfleger die Patienten über Typ-2-Diabetes, Fettstoffwechselstörungen und die Maßnahmen auf, die sie ergreifen müssen, um ihren Zustand selbstständig zu verwalten. Dies kann die Steuerung der Ernährung, der körperlichen Aktivität und der Selbstüberwachung umfassen.

Vermeidung von Komplikationen
Krankenpfleger spielen eine entscheidende Rolle bei der Unterrichtung von Patienten über Maßnahmen zur Vermeidung von Diabeteskomplikationen, wie z. B. Fußüberwachung, Infektionsschutz und Verringerung des Herz-Kreislauf-Risikos.

Koordination mit anderen Gesundheitsfachkräften
Die Behandlung von Typ-2-Diabetes und Fettstoffwechselstörungen erfordert häufig die Zusammenarbeit mit anderen Gesundheitsfachkräften wie Endokrinologen, Ernährungsberatern und Physiotherapeuten. Krankenpfleger arbeiten im Team, um eine umfassende Versorgung zu gewährleisten.

Zusammenfassend lässt sich sagen, dass die Behandlung von Typ-2-Diabetes und Fettstoffwechselstörungen bei älteren Menschen eine regelmäßige Überwachung, die Verabreichung von Medikamenten, die Aufklärung der Patienten über das Selbstmanagement, die Vermeidung von Komplikationen und die Koordination mit anderen Angehörigen der Gesundheitsberufe umfasst. Krankenpfleger spielen eine entscheidende Rolle bei der Förderung der kardiovaskulären Gesundheit und der Prävention von Komplikationen bei älteren Patienten mit diesen Erkrankungen.

- **Prävention von Herz-Kreislauf-Erkrankungen durch spezifische Interventionen**

Die Prävention von Herz-Kreislauf-Erkrankungen ist bei älteren Menschen von entscheidender Bedeutung, da sie mit größerer Wahrscheinlichkeit Risikofaktoren und eine Vorgeschichte von Herzproblemen aufweisen. Als Krankenpfleger spielen Sie eine zentrale Rolle bei der Durchführung spezifischer Interventionen zur Verringerung des Herz-Kreislauf-Risikos.

Bewertung der kardiovaskulären Risikofaktoren
Krankenpfleger führen gründliche Bewertungen der kardiovaskulären Risikofaktoren bei älteren Menschen durch, wie Bluthochdruck, Diabetes, hoher Cholesterinspiegel, Rauchen, Fettleibigkeit und Familiengeschichte. Diese Bewertung leitet die Einführung gezielter Interventionen an.

Förderung einer gesunden Ernährung
Als Krankenpfleger/in bieten Sie eine auf die Bedürfnisse älterer Menschen zugeschnittene Ernährungsberatung an, um das Herz-Kreislauf-Risiko zu senken. Dies kann Empfehlungen zur Verringerung des Salzkonsums, zur Förderung des Verzehrs von Obst, Gemüse und Vollkornprodukten sowie zur Verwaltung der Lebensmittelportionen umfassen.

Ermutigung zu körperlicher Aktivität

Krankenpfleger ermutigen ältere Patienten, einen aktiven Lebensstil zu pflegen, indem sie ihnen Übungen empfehlen, die ihrem Fitnessniveau und ihren Fähigkeiten entsprechen. Regelmäßige körperliche Aktivität trägt dazu bei, die Gesundheit des Herz-Kreislauf-Systems zu erhalten und das Risiko von Herzerkrankungen zu verringern.

Sensibilisierung für die Raucherentwöhnung

Wenn ein Patient raucht, spielen Sie eine entscheidende Rolle bei der Aufklärung über die Risiken des Rauchens und bei der Unterstützung der Raucherentwöhnung. Sie können Ressourcen, Strategien und emotionale Unterstützung bereitstellen, um dem Patienten zu helfen, mit dem Rauchen aufzuhören.

Umgang mit kardiovaskulären Medikamenten

Als Krankenpfleger helfen Sie den Patienten, ihre Herz-Kreislauf-Medikamente zu verstehen, ärztliche Verordnungen zu befolgen und auf mögliche Nebenwirkungen zu achten. Der richtige Umgang mit Medikamenten kann das Risiko von Herz-Kreislauf-Komplikationen verringern.

Bildung zur Stressbewältigung

Krankenpfleger bieten älteren Menschen Strategien zur Stressbewältigung an, da chronischer Stress negative Auswirkungen auf die Herz-Kreislauf-Gesundheit haben kann. Entspannungstechniken, Meditation und Emotionsmanagement sind nützliche Instrumente zum Stressabbau.

Regelmäßige Überwachung und Nachbereitung

Sie überwachen regelmäßig die kardiovaskulären Risikofaktoren bei älteren Patienten und passen die Interventionen entsprechend an. Eine sorgfältige

Überwachung ist entscheidend für die Aufrechterhaltung einer optimalen Herz-Kreislauf-Gesundheit.

Aufklärung von Patienten und Familien
Als Krankenpfleger klären Sie Patienten und ihre Familien darüber auf, wie man Herz-Kreislauf-Erkrankungen vorbeugen kann, welche Warnzeichen es gibt und was man im Falle von Problemen tun sollte.

Zusammenfassend lässt sich sagen, dass die Prävention von Herz-Kreislauf-Erkrankungen bei älteren Menschen einen multidisziplinären Ansatz erfordert, der Ernährungsberatung, Ermutigung zu körperlicher Aktivität, Förderung der Raucherentwöhnung, Medikamentenmanagement und Stressbewältigung umfasst. Krankenpfleger spielen eine entscheidende Rolle bei der Umsetzung dieser spezifischen Interventionen, um das kardiovaskuläre Risiko zu senken und die allgemeine Gesundheit älterer Patienten zu verbessern.

Osteo-artikuläre und Atemwegserkrankungen

- **Management von Osteoarthritis und Osteoporose bei älteren Menschen**

Osteoarthritis und Osteoporose sind häufige Gesundheitsprobleme bei älteren Menschen, die zu einer verminderten Lebensqualität und zum Verlust der Selbstständigkeit führen können. Als Krankenpfleger spielen Sie eine wichtige Rolle bei der Bewältigung dieser Zustände und bei der Verbesserung des Wohlbefindens der Patienten.

Verständnis von Osteoarthritis und Osteoporose bei älteren Menschen
Es ist von entscheidender Bedeutung, die spezifischen Merkmale von Arthrose (Knorpeldegeneration) und

Osteoporose (Verlust der Knochendichte) bei älteren Menschen zu verstehen. Dies ermöglicht die Entwicklung von Managementinterventionen, die auf ihre Situation zugeschnitten sind.

Bewertung von Schmerzen und Funktionalität
Krankenpfleger beurteilen regelmäßig die Schmerzen und die Funktionalität von Patienten mit Osteoarthritis und Osteoporose. Dies hilft, das Fortschreiten des Zustands zu überwachen und die Interventionen entsprechend anzupassen.

Umgang mit Schmerzen
Die Schmerzbehandlung ist ein zentrales Element bei der Behandlung von Osteoarthritis und Osteoporose. Krankenpfleger arbeiten mit Ärzten zusammen, um geeignete Schmerzmittel zu verabreichen, Nebenwirkungen zu überwachen und den Patienten bei der täglichen Schmerzbewältigung zu helfen.

Förderung von angepasster körperlicher Aktivität
Angemessene körperliche Aktivität spielt eine entscheidende Rolle bei der Behandlung von Osteoarthritis und Osteoporose. Krankenpfleger empfehlen Übungen, die die Muskeln stärken, die Flexibilität verbessern und die Knochendichte erhalten, während sie gleichzeitig Bewegungen vermeiden, die die Schmerzen verschlimmern könnten.

Aufklärung über Änderungen des Lebensstils
Als Krankenpfleger klären Sie die Patienten über Änderungen des Lebensstils auf, die bei der Bewältigung von Osteoarthritis und Osteoporose helfen können, wie z. B. Gewichtsmanagement, kalzium- und vitamin-D-reiche Ernährung und Reduzierung von Risikofaktoren.

Vorbeugung von Stürzen und Knochenbrüchen

Patienten mit Osteoporose haben ein höheres Risiko für Knochenbrüche, insbesondere für Hüftfrakturen. Krankenpfleger geben Ratschläge zur Vermeidung von Stürzen, z. B. durch das Hinzufügen rutschfester Matten, die Verwendung von Gehhilfen und die Aufklärung über Umweltrisiken.

Verwaltung von Medikamenten

Bestimmte Medikamente können verschrieben werden, um das Fortschreiten der Osteoporose zu verlangsamen oder die mit der Osteoarthritis verbundenen Schmerzen zu lindern. Krankenpfleger verabreichen diese Medikamente gemäß den ärztlichen Verordnungen, überwachen sie auf Nebenwirkungen und klären die Patienten über ihre Anwendung auf.

Emotionale Unterstützung und Bildung

Der Umgang mit Osteoarthritis und Osteoporose kann bei älteren Patienten emotionale Auswirkungen haben. Krankenpfleger bieten emotionale Unterstützung, beantworten Fragen und bieten umfassende Aufklärung, um den Patienten zu helfen, ihre Erkrankung besser zu verstehen und zu bewältigen.

Zusammenfassend lässt sich sagen, dass die Behandlung von Osteoarthritis und Osteoporose bei älteren Menschen einen ganzheitlichen Ansatz erfordert, der die Schmerzbehandlung, die Förderung angepasster körperlicher Aktivität, die Aufklärung über Änderungen des Lebensstils, die Vermeidung von Stürzen und Frakturen, die Verwaltung der Medikamente und die emotionale Unterstützung umfasst. Krankenpfleger spielen eine entscheidende Rolle bei der Förderung der Lebensqualität und der Autonomie von Patienten mit diesen Erkrankungen.

• Prävention und Behandlung von Atemwegsinfektionen

Atemwegsinfektionen wie Lungenentzündung und Bronchitis können für ältere Menschen aufgrund ihres geschwächten Immunsystems und ihrer Gebrechlichkeit schwerwiegende Folgen haben. Als Krankenpfleger spielen Sie eine wichtige Rolle bei der Prävention und Behandlung dieser Infektionen.

Sensibilisierung für die Bedeutung von Impfungen

Krankenpfleger spielen eine entscheidende Rolle bei der Aufklärung älterer Patienten über die Bedeutung von Impfungen gegen Grippe und Lungenentzündung. Außerdem verabreichen sie die Impfstoffe gemäß den medizinischen Richtlinien.

Aufklärung über Atemwegshygiene

Krankenpfleger klären die Patienten über Maßnahmen zur Atemwegshygiene auf, wie häufiges Händewaschen, die Verwendung von Einwegtaschentüchern und das Abdecken von Mund und Nase bei Husten oder Niesen.

Überwachung und Früherkennung von Symptomen

Krankenpfleger beobachten die Patienten sorgfältig auf erste Anzeichen von Atemwegsinfektionen wie Fieber, Husten, Verstopfung und Atembeschwerden. Eine Früherkennung ermöglicht ein rasches Eingreifen.

Isolation und Vorsichtsmaßnahmen bei der Übertragung

Bei Atemwegsinfektionen führen die Krankenpfleger Isolationsmaßnahmen und Übertragungsvorkehrungen durch, um eine Ausbreitung der Infektion auf andere Bewohner oder Patienten zu verhindern.

Verabreichung von Antibiotika und Medikamenten

Wenn eine bakterielle Infektion bestätigt wird, verabreichen die Krankenpfleger die verschriebenen Antibiotika gemäß den ärztlichen Verordnungen. Außerdem überwachen sie die Nebenwirkungen und die Wirksamkeit der Behandlung.

Förderung der Flüssigkeitszufuhr und der Mobilisierung
Angemessene Flüssigkeitszufuhr und Mobilisierung sind
wichtig, um Komplikationen der Atmung zu verhindern.
Krankenpfleger halten die Patienten dazu an, ausreichend
Flüssigkeit zu sich zu nehmen und leichte körperliche
Aktivität beizubehalten, sofern der Arzt nichts anderes
empfiehlt.

Bildung zur Selbstversorgung
Krankenpfleger schulen die Patienten über
Selbsthilfemaßnahmen zur Behandlung von
Atemwegssymptomen zu Hause, wie z. B. die Verwendung
eines Luftbefeuchters, das Anheben des Kopfes während
des Schlafs und die Behandlung des Hustens.

Zusammenarbeit mit Ärzten und anderen
Gesundheitsfachkräften
Die Prävention und Behandlung von Atemwegsinfektionen
erfordert eine enge Zusammenarbeit mit Ärzten,
praktizierenden Krankenpflegern und anderen
Gesundheitsfachkräften. Die Krankenpfleger
kommunizieren regelmäßig miteinander, um
sicherzustellen, dass die Pflegeprotokolle eingehalten
werden.

Zusammenfassend lässt sich sagen, dass die Prävention
und Behandlung von Atemwegsinfektionen bei älteren
Menschen die Sensibilisierung für die Bedeutung von
Impfungen, die Aufklärung über Atemwegshygiene, die
Überwachung von Symptomen, die Verwaltung von
Medikamenten, die Förderung von Flüssigkeitszufuhr und
Mobilisierung, die Aufklärung über Selbstpflege und die
Zusammenarbeit mit anderen Gesundheitsfachkräften
umfasst. Krankenpfleger spielen eine Schlüsselrolle bei der
Förderung der Gesundheit der Atemwege und bei der
Verringerung des Infektionsrisikos bei älteren Patienten.

- **Unterstützung der Atemfunktion und der Mobilität**

Die Unterstützung der Atemfunktion und der Mobilität ist für ältere Menschen von entscheidender Bedeutung, da dies dazu beitragen kann, Komplikationen der Atemwege zu verhindern und die Unabhängigkeit zu erhalten. Als Krankenpfleger spielen Sie eine entscheidende Rolle bei der Durchführung von Maßnahmen zur Erhaltung der Atemfunktion und der Mobilität älterer Patienten.

Bewertung der Atemfunktion
Krankenpfleger beurteilen regelmäßig die Atemfunktion älterer Patienten, indem sie die Atemfrequenz, die Sauerstoffsättigung und die Fähigkeit, bequem zu atmen, überwachen. Auf diese Weise lassen sich potenzielle Atemprobleme erkennen.

Förderung der Atemübungen
Atemübungen können helfen, die Atemmuskulatur zu stärken und die Lungenkapazität zu verbessern. Krankenpfleger leiten die Patienten zu einfachen Atemübungen an, um die Lungenfunktion zu erhalten.

Optimale Positionierung
Indem Krankenpfleger Patienten dabei helfen, eine bequeme Position zum Atmen einzunehmen, tragen sie dazu bei, die Effizienz der Atmung zu verbessern. Dies kann die Unterstützung der Patienten bei der Suche nach der idealen Position während des Schlafs oder beim Sitzen beinhalten.

Vorbeugung von Atemwegsinfektionen
Wie bereits erwähnt, spielen Krankenpfleger eine wichtige Rolle bei der Prävention von Atemwegsinfektionen, was dazu beitragen kann, die Gesundheit der Atemwege älterer Patienten zu erhalten.

Förderung der Mobilität
Die Mobilität steht in Zusammenhang mit der Lungenfunktion, da eine eingeschränkte Mobilität zu einer geschwächten Lungenkapazität führen kann. Krankenpfleger ermutigen Patienten, aktiv zu bleiben, Mobilitätsübungen zu machen und sitzende Tätigkeiten zu vermeiden.

Verwaltung von Hilfsmitteln zur Unterstützung der Mobilität
Wenn Patienten Mobilitätshilfen wie Gehhilfen oder Rollstühle verwenden, leiten die Krankenpfleger sie zu deren sicherem Gebrauch an, um die Mobilität zu erhalten und Komplikationen bei der Atmung zu vermeiden.

Aufklärung über die Vermeidung von Komplikationen
Krankenpfleger bieten Patienten und ihren Familien eine umfassende Aufklärung darüber, was sie tun können, um Komplikationen der Atemwege zu verhindern und die Mobilität zu erhalten. Dies kann Ratschläge zum Umgang mit der Umwelt, zur Bedeutung von Flüssigkeitszufuhr und ausgewogener Ernährung sowie zur Wichtigkeit, aktiv zu bleiben, umfassen.

Interdisziplinäre Zusammenarbeit
Die Förderung der Atemfunktion und der Mobilität erfordert die Zusammenarbeit mit anderen Gesundheitsfachkräften wie Physiotherapeuten und Lungenfachärzten. Krankenpfleger arbeiten in Teams zusammen, um umfassende Pflegepläne zu erstellen.

Zusammenfassend lässt sich sagen, dass die Unterstützung der Atemfunktion und Mobilität bei älteren Menschen die Beurteilung der Atemfunktion, die Förderung von Atemübungen, die optimale Lagerung, die Prävention von Atemwegsinfektionen, die Förderung der Mobilität, die Verwaltung von Hilfsmitteln zur Unterstützung der Mobilität, die Aufklärung über die Vermeidung von Komplikationen und die interdisziplinäre Zusammenarbeit beinhaltet.

Krankenpfleger spielen eine zentrale Rolle bei der Förderung der Gesundheit der Atemwege und der Mobilität, um die Lebensqualität älterer Patienten zu verbessern.

Kapitel 8

Psychische Gesundheit und psychosoziales Wohlbefinden

Depressionen, Angstzustände und andere häufige psychische Störungen

- **Identifizierung der Symptome von Depressionen und Angstzuständen bei älteren Menschen**

Die psychische Gesundheit älterer Menschen ist genauso wichtig wie ihre körperliche Gesundheit. Depressionen und Angstzustände sind häufige, aber oft unterdiagnostizierte Probleme bei älteren Menschen. Als Krankenpfleger spielen Sie eine entscheidende Rolle bei der Früherkennung dieser Symptome, um eine angemessene Behandlung zu ermöglichen.

Verhaltensbeobachtungen
Krankenpfleger achten bei älteren Patienten auf Verhaltensänderungen wie sozialen Rückzug, Verlust des Interesses an früher beliebten Aktivitäten, verminderten Appetit, Schlafstörungen, Lethargie und Reizbarkeit. Diese Veränderungen können auf das Vorliegen einer Depression oder Angststörung hinweisen.

Bewertung der Stimmung
In regelmäßigen Dialogen mit den Patienten halten die Krankenpfleger deren Stimmung fest und stellen offene Fragen, um zu beurteilen, ob sie sich traurig, verzweifelt, besorgt oder unruhig fühlen. Extreme Stimmungsschwankungen können Anzeichen einer psychischen Störung sein.

Beurteilung der körperlichen Symptome
Depressionen und Angstzustände bei älteren Menschen können sich auch in körperlichen Symptomen wie chronischen Schmerzen, Kopfschmerzen, Magen-Darm-Beschwerden und Müdigkeit äußern. Krankenpfleger betrachten diese Symptome als potenzielle Indikatoren für psychische Störungen.

Soziale Interaktion und Rückzug
Depressive oder ängstliche ältere Menschen können einen sozialen Rückzug zeigen, Interaktionen mit anderen Menschen vermeiden und Anzeichen von Einsamkeit zeigen. Krankenpfleger beobachten diese Veränderungen in den sozialen Gewohnheiten, um Risiken zu erkennen.

Kognitive Bewertung und Konzentration
Störungen der Konzentration, des Gedächtnisses und der Entscheidungsfindung können bei älteren Menschen auch Anzeichen für Depressionen oder Angstzustände sein. Krankenpfleger beurteilen die Kognition und die Konzentrationsfähigkeit, um mögliche Symptome zu erkennen.

Offene Kommunikation
Der Aufbau einer vertrauensvollen Beziehung zu den Patienten ist von entscheidender Bedeutung. Krankenpfleger fördern eine offene Kommunikation und achten auf Gefühlsäußerungen von Traurigkeit, Verzweiflung, Angst oder Sorge, die von den Patienten geäußert werden.

Verwendung von validierten Bewertungsinstrumenten
Einige standardisierte Bewertungsinstrumente, wie die Geriatric Depression Scale (GDS) und das Geriatric Anxiety Inventory (GAI), können Krankenpflegern helfen, den Schweregrad von Depressions- und Angstsymptomen bei älteren Patienten zu quantifizieren.

Zusammenarbeit mit psychosozialen Fachkräften
Wenn Symptome von Depressionen oder Angstzuständen vermutet werden, arbeiten die Krankenpfleger mit psychologischen Fachkräften zusammen, um weitere Beurteilungen vorzunehmen und geeignete Behandlungspläne zu erstellen.
Zusammenfassend lässt sich sagen, dass die Früherkennung von Depressions- und Angstsymptomen

bei älteren Menschen die Überwachung des Verhaltens, die Beurteilung der Stimmung, der körperlichen Symptome, der sozialen Interaktion, der Kognition und der Konzentration sowie eine offene Kommunikation beinhaltet. Krankenpfleger spielen eine entscheidende Rolle bei der Früherkennung dieser Störungen, um eine angemessene Behandlung zu ermöglichen und die Lebensqualität älterer Patienten zu verbessern.

- **Behandlungsansätze: Therapien, Medikamente und psychologische Unterstützung**

Wenn es um die Behandlung von Depressionen und Angstzuständen bei älteren Menschen geht, ist ein ganzheitlicher und individualisierter Ansatz von entscheidender Bedeutung. Als Krankenpfleger/in spielen Sie eine Schlüsselrolle bei der Umsetzung und Koordinierung der verschiedenen verfügbaren Behandlungsansätze.

Psychotherapeutische Therapien
Psychotherapeutische Therapien wie kognitive Verhaltenstherapie (KVT), supportive Therapie und interpersonelle Therapie können bei der Behandlung von Depressionen und Ängsten bei älteren Menschen wirksam sein. Sie arbeiten mit psychosozialen Fachkräften zusammen, um diese Interventionen zu koordinieren und kontinuierliche Unterstützung zu leisten.

Antidepressive und angstlösende Medikamente
In einigen Fällen können Medikamente verschrieben werden, die bei der Behandlung von Depressionen und Angstzuständen helfen. Als Krankenpfleger verabreichen Sie Medikamente nach ärztlicher Verordnung, überwachen Nebenwirkungen und klären die Patienten über deren Anwendung auf.

Psychologische und emotionale Unterstützung

Psychologische und emotionale Unterstützung ist für ältere Menschen, die mit Depressionen und Angstzuständen zu kämpfen haben, von entscheidender Bedeutung. Als Krankenpfleger hören Sie sich die Sorgen der Patienten aktiv an, geben ihnen Raum, um ihre Gefühle auszudrücken, und ermutigen sie, nach unterstützenden Ressourcen wie Selbsthilfegruppen oder Beratern für psychische Gesundheit zu suchen.

Förderung des sozialen Engagements

Soziale Isolation kann die Symptome von Depressionen und Angstzuständen verschlimmern. Sie ermutigen die Patienten, soziale Kontakte zu pflegen, an Gemeinschaftsaktivitäten teilzunehmen und mit Familie und Freunden in Verbindung zu bleiben.

Körperliche Aktivität und geistiges Wohlbefinden

Regelmäßige körperliche Aktivität steht im Zusammenhang mit der Verbesserung des geistigen Wohlbefindens. Als Krankenpfleger/in ermutigen Sie Patienten, aktiv zu bleiben und an körperlichen Aktivitäten teilzunehmen, die ihrem Zustand angemessen sind.

Bildung zum Umgang mit Stress und Emotionen

Die Vermittlung von Wissen über Stressbewältigung, Emotionen und Entspannungstechniken kann Patienten helfen, mit Depressionen und Angstzuständen umzugehen. Sie unterrichten Strategien wie tiefes Atmen, Meditation und Visualisierung.

Zusammenarbeit mit dem Pflegeteam

Als Krankenpfleger arbeiten Sie eng mit dem Behandlungsteam, einschließlich Ärzten, Sozialarbeitern, Therapeuten und Beratern für psychische Gesundheit, zusammen, um Behandlungspläne zu erstellen und an die spezifischen Bedürfnisse jedes einzelnen Patienten anzupassen.

Kontinuierliche Bewertung der Wirksamkeit der Behandlung

Sie beobachten genau, wie der Patient auf die Behandlung anspricht, und besprechen die Wirksamkeit der Behandlung regelmäßig mit dem Pflegeteam. Wenn Anpassungen erforderlich sind, koordinieren Sie die Änderungen der Behandlung entsprechend.

Zusammenfassend lässt sich sagen, dass die Behandlung von Depressionen und Angstzuständen bei älteren Menschen eine Kombination von Ansätzen umfasst, darunter psychotherapeutische Therapien, Medikamente, psychologische Unterstützung, Förderung des sozialen Engagements, körperliche Aktivität, Aufklärung über Stress- und Emotionsbewältigung, Zusammenarbeit mit dem Pflegeteam und kontinuierliche Bewertung der Wirksamkeit der Behandlung. Krankenpfleger spielen eine zentrale Rolle bei der Koordinierung und Umsetzung dieser Ansätze zur Verbesserung der psychischen Gesundheit älterer Patienten.

- **Sensibilisierung für Suizidrisiken und geeignete Interventionen**

Die Sensibilisierung für die Suizidgefahr bei älteren Menschen ist entscheidend, um ihre Sicherheit und ihr geistiges Wohlbefinden zu gewährleisten. Ältere Menschen können auch anfällig für Selbstmordgedanken sein, und als Krankenpfleger sind Sie dafür verantwortlich, Warnsignale zu erkennen und geeignete Maßnahmen zu ergreifen.

Frühwarnzeichen für Selbstmord bei älteren Menschen

Krankenpfleger sind darin geschult, Warnzeichen für Suizid bei älteren Menschen zu erkennen. Zu diesen Anzeichen können Äußerungen von Verzweiflung, Todeswunsch, ausgeprägter sozialer Rückzug, Verschenken von persönlichem Eigentum, indirekte suizidale Äußerungen oder Verhaltensweisen, plötzliche Stimmungs- oder

Aktivitätsänderungen sowie Anzeichen einer Suizidvorbereitung gehören.

Bewertung des Suizidrisikos

Wenn Krankenpfleger ein Suizidrisiko vermuten, führen sie eine gründliche Risikobewertung durch, indem sie offene Fragen zu Suizidgedanken, Planung, Verfügbarkeit von Mitteln und dem Grad der sozialen Unterstützung stellen. Diese Einschätzung hilft dabei, den Grad des Risikos und die Notwendigkeit einer sofortigen Intervention zu bestimmen.

Offene und einfühlsame Kommunikation

Wenn ein älterer Patient Selbstmordgedanken äußert, ist es von entscheidender Bedeutung, dass die Krankenpfleger aufmerksam und einfühlsam zuhören. Die Patienten müssen sich verstanden und sicher fühlen, wenn sie über ihre Gefühle sprechen.

Einführung eines Sicherheitsplans

In Zusammenarbeit mit dem Pflegeteam erstellen Krankenpfleger einen Sicherheitsplan für suizidgefährdete Patienten. Dieser Plan kann Krisenkontakte, Strategien zur Bewältigung von Suizidgedanken und spezifische Maßnahmen für den Krisenfall enthalten.

Familie und Angehörige einbeziehen

Mit dem Einverständnis des Patienten beziehen die Krankenpfleger die Familie und die Angehörigen in den Interventionsprozess ein. Sie informieren über Warnsignale und darüber, wie sie den Risikopatienten unterstützen können.

Zusammenarbeit mit psychosozialen Fachkräften

Krankenpfleger arbeiten eng mit psychosozialen Fachkräften wie Psychiatern und Psychologen zusammen, um geeignete Behandlungspläne für suizidgefährdete Patienten zu entwickeln.

Medizinische und psychologische Betreuung

Suizidgefährdete Patienten benötigen unter Umständen eine intensive medizinische und psychologische Betreuung. Die Krankenpfleger arbeiten mit dem Pflegeteam zusammen, um die erforderliche Pflege zu koordinieren und den Fortschritt des Patienten genau zu überwachen.

Nachfassende Interventionen

Nach einer suizidalen Krise halten die Krankenpfleger regelmäßig Kontakt mit dem Patienten, um seine Sicherheit und sein Wohlbefinden zu überwachen. Sie passen die Behandlungspläne bei Bedarf an die Entwicklung der Situation an.

Zusammenfassend lässt sich sagen, dass die Sensibilisierung für das Suizidrisiko bei älteren Menschen das Erkennen von Warnsignalen, die Risikobewertung, eine offene Kommunikation, die Erstellung eines Sicherheitsplans, die Einbeziehung der Familie, die Zusammenarbeit mit psychosozialen Fachkräften, die medizinische und psychologische Betreuung sowie Folgemaßnahmen beinhaltet. Krankenpfleger spielen eine entscheidende Rolle bei der Suizidprävention, indem sie gefährdete Patienten identifizieren und geeignete Interventionen für ihre Sicherheit und ihr Wohlergehen einleiten.

Soziale Isolation und psychosoziale Faktoren

- **Auswirkungen sozialer Isolation auf die psychische Gesundheit älterer Menschen**

Soziale Isolation ist ein großes Problem für die psychische Gesundheit älterer Menschen. Als Krankenpfleger ist es wichtig, die Auswirkungen sozialer Isolation auf die psychische Gesundheit älterer Patienten zu verstehen und Strategien zu entwickeln, um diese Folgen abzumildern.

Erhöhtes Risiko für Depressionen und Angstzustände

Soziale Isolation kann zu einem erhöhten Risiko für Depressionen und Angstzustände bei älteren Menschen beitragen. Der Mangel an bedeutsamen sozialen Kontakten kann zu Gefühlen von Einsamkeit, Traurigkeit und Sorge führen.

Vermindertes Selbstwertgefühl und Selbstvertrauen

Wenn sich ältere Menschen isoliert fühlen, können sie dazu neigen, einen Rückgang ihres Selbstwertgefühls und ihres Selbstvertrauens wahrzunehmen. Der Mangel an positiven sozialen Interaktionen kann zu einer negativen Selbstwahrnehmung führen.

Erhöhtes Risiko für kognitiven Verfall

Studien haben gezeigt, dass soziale Isolation mit einem beschleunigten kognitiven Verfall bei älteren Menschen in Verbindung gebracht werden kann. Ein Mangel an geistiger Stimulation und sozialer Interaktion kann zu einem schnelleren kognitiven Abbau beitragen.

Auswirkungen auf die Schlafqualität

Soziale Isolation kann die Schlafgewohnheiten älterer Menschen stören. Ein Mangel an sozialer Interaktion kann zu Schlafstörungen wie Schlaflosigkeit führen, was sich wiederum negativ auf die psychische Gesundheit auswirken kann.

Erhöhtes Risiko für körperliche Gesundheitsprobleme

Soziale Isolation ist mit einem erhöhten Risiko für körperliche Gesundheitsprobleme wie Herzerkrankungen, Diabetes und Bluthochdruck verbunden. Diese körperlichen Gesundheitsprobleme können sich auch auf die psychische Gesundheit auswirken.

Gefühle der Verzweiflung

Der Mangel an bedeutsamen sozialen Bindungen kann bei älteren Menschen zu Gefühlen der Verzweiflung beitragen. Sie können sich verlassen fühlen und es fällt ihnen schwer, einen Sinn in ihrem Leben zu finden.

Verringerung der allgemeinen Lebensqualität

Soziale Isolation kann bei älteren Menschen zu einer Verringerung der allgemeinen Lebensqualität führen. Der Verlust an bedeutsamen sozialen Interaktionen kann ihr allgemeines Wohlbefinden und ihre Lebenszufriedenheit beeinflussen.

Interventionen zur Linderung der sozialen Isolation

Krankenpfleger spielen eine entscheidende Rolle bei der Verringerung der sozialen Isolation älterer Menschen. Sie fördern soziale Interaktionen, indem sie Gruppenaktivitäten organisieren, zur Teilnahme an Gemeinschaftsveranstaltungen ermutigen und die Verbindung zu Familie und Freunden erleichtern.

Zusammenfassend lässt sich sagen, dass soziale Isolation schwerwiegende Folgen für die psychische Gesundheit älterer Menschen haben kann. Dazu gehören ein erhöhtes Depressionsrisiko, ein vermindertes Selbstwertgefühl, ein erhöhtes Risiko für kognitiven Verfall, Schlafstörungen und eine verminderte Lebensqualität. Krankenpfleger spielen eine Schlüsselrolle bei der Prävention und Linderung von sozialer Isolation, indem sie soziale Interaktionen fördern und Interventionen zur Förderung des psychischen Wohlbefindens älterer Patienten durchführen.

- **Strategien zur Förderung der sozialen Interaktion und der Teilnahme an der Gemeinschaft**

Die Förderung der sozialen Interaktion und der Teilnahme an der Gemeinschaft ist entscheidend, um die soziale Isolation bei älteren Menschen zu mildern. Als

Krankenpfleger/in spielen Sie eine zentrale Rolle bei der Umsetzung von Strategien zur Aufrechterhaltung sinnvoller sozialer Bindungen und zur Förderung der Integration in die Gemeinschaft.

Bewertung der individuellen Bedürfnisse

Jeder ältere Patient hat einzigartige Bedürfnisse und Vorlieben, was die soziale Interaktion und die Teilnahme an der Gemeinschaft betrifft. Krankenpfleger beurteilen die Interessen, Fähigkeiten und Vorlieben jedes Patienten, um geeignete Strategien zu entwickeln.

Organisation von Gruppenaktivitäten

Gruppenaktivitäten bieten eine hervorragende Möglichkeit für ältere Menschen, sich miteinander zu verbinden. Krankenpfleger organisieren Gruppensitzungen, Workshops, Spiele und Veranstaltungen, um die soziale Interaktion zu fördern und ein günstiges Umfeld zu schaffen.

Ermutigung zur Teilnahme an Gemeinschaftsveranstaltungen

Krankenpfleger informieren die Patienten über Gemeindeveranstaltungen wie Messen, Konferenzen, Diskussionsgruppen und kulturelle Aktivitäten. Sie erleichtern die Teilnahme, indem sie ggf. den Transport organisieren.

Förderung von generationsübergreifenden Aktivitäten

Die Interaktion mit Menschen aus verschiedenen Generationen kann für ältere Menschen von Vorteil sein. Krankenpfleger fördern generationsübergreifende Beziehungen, indem sie Programme organisieren, an denen Kinder, Jugendliche und junge Erwachsene beteiligt sind.

Einsatz von Technologie zur Aufrechterhaltung von Beziehungen

Die Technologie kann ein mächtiges Werkzeug sein, um soziale Bindungen aufrechtzuerhalten. Krankenpfleger helfen Patienten dabei, soziale Medien, Videoanrufe und Kommunikationsanwendungen zu nutzen, um mit Familie und Freunden in Verbindung zu bleiben.

Gründung von Clubs und Interessengruppen

Clubs und Interessengruppen ermöglichen es älteren Menschen, sich über gemeinsame Leidenschaften zu versammeln. Krankenpfleger erleichtern die Gründung von Leseclubs, Spaziergangsgruppen, Strickkreisen und anderen Aktivitäten, die auf den Interessen der Patienten basieren.

Unterstützung bei der Teilnahme an religiösen oder spirituellen Aktivitäten

Für ältere Menschen, die religiös oder spirituell sind, kann die Teilnahme an religiösen Aktivitäten ein wichtiges Mittel der sozialen Interaktion sein. Krankenpfleger ermutigen und unterstützen die Teilnahme an solchen Aktivitäten.

Aufbau eines familiären und sozialen Unterstützungsnetzwerks

Gemeinsam mit der Familie und engen Freunden bauen Krankenpfleger ein Unterstützungsnetzwerk für die Patienten auf. Sie ermutigen Familie und Freunde dazu, die Patienten regelmäßig zu besuchen und die Verbindung zu ihnen aufrechtzuerhalten.

Zusammenfassend lässt sich sagen, dass die Förderung der sozialen Interaktion und der Teilnahme an der Gemeinschaft bei älteren Menschen Strategien erfordert, die auf die individuellen Bedürfnisse zugeschnitten sind, wie z. B. die Organisation von Gruppenaktivitäten, die Förderung von Gemeinschaftsveranstaltungen, die Gründung von Clubs, die Nutzung von Technologie, die

Erleichterung von Beziehungen zwischen den Generationen und die Unterstützung von religiösen Aktivitäten. Krankenpfleger spielen bei der Umsetzung dieser Strategien eine entscheidende Rolle, um das geistige und emotionale Wohlbefinden älterer Patienten zu fördern.

- Umgang mit Trauer und dem Alterungsprozess

Trauer und der Alterungsprozess sind unvermeidliche Aspekte des Lebens, können aber für ältere Menschen besonders komplex sein. Als Krankenpfleger spielen Sie eine wichtige Rolle bei der Trauerbewältigung und bei der Unterstützung von Patienten durch den Alterungsprozess.

Altersbedingte Trauer und Verlust

In dem Maße, in dem ältere Menschen Freunde, Familienmitglieder und Partner verlieren, kann Trauer ein häufigerer Teil ihrer Erfahrung werden. Krankenpfleger sollten sensibel für diese Verluste sein und angemessene emotionale Unterstützung bieten.

Erleichterung von Gesprächen über das Lebensende

Krankenpfleger spielen eine entscheidende Rolle bei der Erleichterung von Gesprächen über das Lebensende. Sie informieren über palliativmedizinische Versorgungsmöglichkeiten, helfen Patienten dabei, ihre Wünsche für das Lebensende zu äußern, und arbeiten mit Ärzten zusammen, um Pflegepläne zu entwickeln, die auf diese Wünsche abgestimmt sind.

Emotionale und psychologische Unterstützung

Ältere Menschen können eine Reihe von Emotionen empfinden, die mit dem Altern und dem Verlust zusammenhängen. Krankenpfleger bieten emotionale Unterstützung, indem sie sich die Sorgen der Patienten anhören, ihre Gefühle validieren und Ratschläge zum Umgang mit Emotionen geben.

Förderung der Akzeptanz des Alterungsprozesses
Der Alterungsprozess kann Gefühle der Angst und des Kontrollverlusts hervorrufen. Krankenpfleger helfen den Patienten, die Akzeptanz des Alterns zu fördern, indem sie die positiven Aspekte dieser Lebensphase hervorheben und dazu ermutigen, sich an sinnvollen Aktivitäten zu beteiligen.

Ressourcen für psychosoziale Unterstützung
Krankenpfleger sind über kommunale Ressourcen und Selbsthilfegruppen informiert, die für ältere Menschen zur Verfügung stehen. Sie helfen den Patienten beim Zugang zu diesen Ressourcen, was den Erfahrungsaustausch und die Vernetzung mit anderen Menschen in ähnlichen Situationen fördern kann.

Aufklärung über körperliche und emotionale Veränderungen
Krankenpfleger spielen eine erzieherische Rolle, indem sie Patienten über die körperlichen und emotionalen Veränderungen aufklären, die mit dem Altern einhergehen. Diese Aufklärung kann den Patienten helfen, die Herausforderungen, denen sie gegenüberstehen, besser zu verstehen und Strategien zu entwickeln, um diese zu bewältigen.

Förderung des kreativen Ausdrucks
Kreative Ausdrucksformen wie Kunst, Schreiben und Musik können für ältere Menschen ein starkes Mittel sein, um ihre Gefühle zu kanalisieren und Trost zu finden. Krankenpfleger regen dazu an, diese Ausdrucksformen zu erforschen.

<u>Sensibilisierung für die Bedeutung der psychischen Gesundheit</u>

Die Krankenpfleger sensibilisieren die Patienten für die Bedeutung der psychischen Gesundheit und dafür, sich bei Bedarf Unterstützung zu holen. Sie entstigmatisieren psychische Probleme und ermutigen Patienten, sich bei Bedarf Hilfe zu holen.

Zusammenfassend lässt sich sagen, dass die Bewältigung der Trauer und des Alterungsprozesses bei älteren Menschen emotionale Unterstützung, offene Gespräche über das Lebensende, die Förderung der Akzeptanz des Alterns, den Zugang zu Ressourcen für psychosoziale Unterstützung, Aufklärung über körperliche und emotionale Veränderungen, die Förderung des kreativen Ausdrucks und die Sensibilisierung für die Bedeutung der psychischen Gesundheit erfordert. Krankenpfleger spielen eine Schlüsselrolle bei der Bereitstellung dieser Unterstützung, um das psychosoziale Wohlbefinden älterer Patienten zu fördern.

Therapeutische Ansätze und emotionale Unterstützung

- **An die ältere Bevölkerung angepasste kognitive Verhaltenstherapien**

Kognitive Verhaltenstherapien (KVT) sind wirksame psychologische Ansätze zur Behandlung einer Vielzahl von Problemen der psychischen Gesundheit. Wenn sie auf die ältere Bevölkerung zugeschnitten sind, können CBTs eine wichtige Rolle bei der Förderung der psychischen Gesundheit und des Wohlbefindens spielen. Als Krankenpfleger können Sie bei der Einführung dieser Therapien mit Fachkräften für psychische Gesundheit zusammenarbeiten.

Verständnis von CBT

Die CBT beruht auf dem Prinzip, dass Gedanken, Gefühle und Verhaltensweisen miteinander verbunden sind und das psychische Wohlbefinden beeinflussen können. Krankenpfleger müssen die Grundlagen der CBT verstehen, um älteren Patienten diese Konzepte erklären zu können.

Anpassung an die Bedürfnisse älterer Patienten

Krankenpfleger und psychosoziale Fachkräfte passen die KVT an und berücksichtigen dabei die Besonderheiten älterer Patienten. Dies kann die Berücksichtigung kognitiver Veränderungen, die Verkürzung der Sitzungsdauer und die Verwendung von Beispielen, die für ihre Generation relevant sind, umfassen.

Behandlung von Depressionen und Angstzuständen

CBT kann zur Behandlung von Depressionen und Angstzuständen bei älteren Menschen eingesetzt werden. Krankenpfleger arbeiten mit Therapeuten zusammen, um den Patienten Fähigkeiten zur Stressbewältigung, zur Problemlösung und zur Neubewertung negativer Gedanken zu vermitteln.

Umgang mit Schlafstörungen

Schlafstörungen sind bei älteren Menschen weit verbreitet und können sich auf die psychische Gesundheit auswirken. Eine angepasste KVT kann den Patienten helfen, gesunde Schlafroutinen zu entwickeln und mit Schlaflosigkeit umzugehen.

Abschwächung kognitiver Symptome

CBT kann auch dazu beitragen, kognitive Symptome wie Grübeln und Verwirrung bei älteren Menschen zu lindern. Krankenpfleger können die Patienten dazu ermutigen, negative Gedanken zu identifizieren und sie durch positivere Gedanken zu ersetzen.

Unterrichten von Resilienzkompetenzen

Resilienz ist wichtig, um die Herausforderungen des Alterns zu bewältigen. CBT kann älteren Patienten Resilienzfähigkeiten wie kognitive Flexibilität, Anpassungsfähigkeit und die Suche nach Unterstützung vermitteln.

Praxis der Achtsamkeit

Achtsamkeit ist ein wichtiger Bestandteil von CBTs, die auf die ältere Bevölkerung zugeschnitten sind. Krankenpfleger können Patienten in Achtsamkeitspraktiken anleiten, um ihnen zu helfen, präsent zu bleiben und mit Stress umzugehen.

Messung der Wirksamkeit der KVT

Krankenpfleger arbeiten mit psychosozialen Fachkräften zusammen, um die Wirksamkeit der KVT bei älteren Patienten zu messen. Sie bewerten die emotionalen, kognitiven und verhaltensbezogenen Veränderungen, um die Behandlung gegebenenfalls anzupassen.

Zusammenfassend lässt sich sagen, dass kognitive Verhaltenstherapien, die auf die ältere Bevölkerung zugeschnitten sind, wirksame Instrumente zur Behandlung von Depressionen, Angstzuständen, Schlafstörungen und kognitiven Symptomen sind. Krankenpfleger spielen eine entscheidende Rolle, indem sie mit psychosozialen Fachkräften zusammenarbeiten, um diese Therapien einzuführen und ihre Wirksamkeit zu überwachen, um das psychische Wohlbefinden älterer Patienten zu fördern.

- **Interventionen zur emotionalen Unterstützung von Patienten und Familien**

Emotionale Unterstützung ist für ältere Patienten und ihre Familien von entscheidender Bedeutung, wenn sie mit Herausforderungen konfrontiert sind, die sich aus der psychischen Gesundheit, dem Altern und chronischen

Krankheiten ergeben. Als Krankenpfleger spielen Sie eine entscheidende Rolle bei der Bereitstellung von Maßnahmen zur emotionalen Unterstützung, die Patienten und ihren Familien helfen, diese schwierigen Zeiten zu überstehen.

Aktives Zuhören und Validierung von Emotionen
Beim aktiven Zuhören geht es darum, aufmerksam und einfühlsam auf Patienten und ihre Familien einzugehen. Krankenpfleger hören sich die Sorgen, Ängste und Gefühle älterer Patienten und ihrer Familien an und bestätigen sie, indem sie zeigen, dass sie diese Gefühle verstehen und respektieren.

Bereitstellung von Informationen und Bildung
Krankenpfleger spielen eine erzieherische Rolle, indem sie Informationen über psychische Gesundheitsprobleme, Alterungsprozesse und chronische Krankheiten bereitstellen. Indem Sie Patienten und Familien aufklären, helfen Sie ihnen, ihre Erlebnisse besser zu verstehen und fundierte Entscheidungen zu treffen.

Unterrichten von Bewältigungsstrategien
Bewältigungsstrategien sind entscheidend, um mit den Herausforderungen des Alters und mit psychischen Gesundheitsproblemen umzugehen. Krankenpfleger bringen Patienten und ihren Familien Stressbewältigungs-, Entspannungs- und Problemlösungstechniken bei, um besser mit Schwierigkeiten umgehen zu können.
Ermutigung zur Teilnahme an Selbsthilfegruppen
Selbsthilfegruppen bieten eine sichere Umgebung, in der Patienten und Familien ihre Erfahrungen austauschen und gegenseitige Unterstützung erhalten können. Krankenpfleger fördern die Teilnahme an diesen Gruppen, die spezifisch auf psychische Probleme oder medizinische Zustände ausgerichtet sein können.

Unterstützung der Kommunikation in der Familie

Familien spielen eine wichtige Rolle bei der emotionalen Unterstützung älterer Patienten. Krankenpfleger fördern die offene Kommunikation und das gegenseitige Verständnis innerhalb der Familien, was die Qualität der emotionalen Unterstützung verbessern kann.

Umgang mit Krisen und Konflikten

Krankenpfleger sind darin geschult, mit Krisen und emotionalen Konflikten umzugehen, die auftreten können. Sie greifen professionell ein, um Spannungen abzubauen und Patienten und Familien bei der Suche nach konstruktiven Lösungen zu helfen.

Integration von Spiritualität und Religion

Spiritualität und Religion können eine wichtige Rolle bei der emotionalen Unterstützung älterer Patienten spielen. Krankenpfleger respektieren die spirituellen Überzeugungen der Patienten und können sie an religiöse Ressourcen verweisen, wenn diese für sie wichtig sind.

Regelmäßige Überwachung und Anpassungen

Die Krankenpfleger führen regelmäßige Nachbesprechungen mit den Patienten und ihren Familien durch, um die Wirksamkeit der Maßnahmen zur emotionalen Unterstützung zu beurteilen. Bei Bedarf passen sie die Strategien an, um den sich ändernden Bedürfnissen der Patienten gerecht zu werden.

Zusammenfassend lässt sich sagen, dass Interventionen zur emotionalen Unterstützung von Patienten und ihren Familien aktives Zuhören, die Bereitstellung von Informationen und Aufklärung, die Vermittlung von Bewältigungsstrategien, die Ermutigung zur Teilnahme an Selbsthilfegruppen, die Unterstützung der Kommunikation in der Familie, das Krisenmanagement, die Integration von Spiritualität und die regelmäßige Nachsorge beinhalten. Krankenpfleger spielen eine entscheidende Rolle bei der

Bereitstellung dieser Interventionen, um das emotionale Wohlbefinden älterer Patienten und ihrer Familien zu fördern.

- **Integration von Kreativität, Kunst und Musik in die psychosoziale Versorgung**

Die Einbeziehung von Kreativität, Kunst und Musik in die psychosoziale Betreuung älterer Patienten kann sich erheblich auf deren emotionales und mentales Wohlbefinden auswirken. Als Krankenpfleger können Sie diese Ansätze nutzen, um den Ausdruck, die Kommunikation und die Entspannung bei Patienten zu fördern.

Kunsttherapie
Die Kunsttherapie nutzt den kreativen Prozess als Mittel zum emotionalen Ausdruck und zur Kommunikation. Krankenpfleger können Kunsttherapiesitzungen organisieren, bei denen die Patienten malen, zeichnen, bildhauern oder andere Kunstformen schaffen können, um ihre Gefühle und Gedanken auszudrücken.

Musik-Therapie
Die Musiktherapie beinhaltet den Einsatz von Musik zur Verbesserung der geistigen und emotionalen Gesundheit. Krankenpfleger können beruhigende Musik spielen, Gruppensingen organisieren oder Musikinstrumente einsetzen, um den Patienten zu helfen, sich zu entspannen und ihre Gefühle auszudrücken.

Tanz und Bewegung
Tanz und Bewegung sind spielerische und effektive Mittel, um den emotionalen Ausdruck und die Entspannung zu fördern. Krankenpfleger können Tanzstunden organisieren, die auf die Bedürfnisse der Patienten zugeschnitten sind und deren Mobilität und Vorlieben berücksichtigen.

Erzählen und Schreiben

Patienten zu ermutigen, ihre persönlichen Geschichten zu erzählen oder in ein Tagebuch zu schreiben, kann therapeutisch sein. Krankenpfleger können Schreibanleitungen und Erzähltätigkeiten anbieten, um Patienten zu helfen, ihre Erfahrungen und Gefühle auszudrücken.

Schaffung von kreativen Räumen

Krankenpfleger können in Pflegeeinrichtungen Räume für Kreativität, Kunst und Musik einrichten. Diese Räume bieten den Patienten einen Ort, an dem sie ihre Kreativität erforschen und sich entspannen können.

Wertschätzung der aktiven Teilnahme

Wenn Patienten sich aktiv an kreativen Aktivitäten beteiligen, kann ihr Selbstwertgefühl steigen. Krankenpfleger ermutigen die Patienten, stolz auf ihre Kreationen zu sein, seien es Kunstwerke, Gedichte oder musikalische Melodien.

Erleichterung sozialer Interaktionen

Kreative Gruppenaktivitäten können die soziale Interaktion und die Kommunikation zwischen älteren Patienten fördern. Krankenpfleger können Gruppenworkshops organisieren, in denen die Patienten ihre kreativen Arbeiten und Erfahrungen austauschen.

Bewertung der Auswirkungen kreativer Aktivitäten

Die Krankenpfleger bewerten die Auswirkungen kreativer Aktivitäten auf das emotionale Wohlbefinden der Patienten. Sie beobachten die positiven Veränderungen in der Stimmung, dem emotionalen Ausdruck und der Kommunikation.

Zusammenfassend lässt sich sagen, dass die Integration von Kreativität, Kunst und Musik in die psychosoziale Versorgung älterer Patienten einzigartige Möglichkeiten des

Ausdrucks und der Kommunikation bietet. Krankenpfleger spielen eine entscheidende Rolle bei der Organisation von Kunsttherapie, Musiktherapie, Tanz, Erzählen und Schreiben, um das emotionale Wohlbefinden der Patienten zu fördern und die soziale Interaktion anzuregen.

Kapitel 9

Ethik, Rechte und Lebensende

Informierte Zustimmung und gemeinsame Entscheidungsfindung

* **Bedeutung der informierten Zustimmung bei älteren Menschen**

Die Einwilligung nach Aufklärung ist ein grundlegendes ethisches Prinzip in der medizinischen und pflegerischen Praxis und ist von besonderer Bedeutung, wenn es um die ältere Bevölkerung geht. Als Krankenpfleger sollten Sie sich der Bedeutung der Einwilligung nach Aufklärung und ihrer Anwendung bewusst sein, um sicherzustellen, dass die Rechte und die Würde älterer Patienten geachtet werden.

Achtung der Autonomie und der Würde

Die Einwilligung nach Aufklärung ist ein Ausdruck der Achtung der Autonomie und der Würde des Patienten. Ältere Menschen haben das Recht, informierte Entscheidungen über ihre eigene Gesundheit und ihre Behandlung zu treffen. Indem Sie ihre Einwilligungsfähigkeit respektieren, tragen Sie dazu bei, ihre Autonomie zu erhalten und ihre Würde zu wahren.

Beurteilung der Einwilligungsfähigkeit

Aufgrund altersbedingter kognitiver Veränderungen kann bei einigen älteren Menschen die Fähigkeit zur Entscheidungsfindung beeinträchtigt sein. Von Krankenpflegern wird erwartet, dass sie die Einwilligungsfähigkeit jedes Patienten auf respektvolle und objektive Weise beurteilen. Wenn ein Patient nicht in der Lage ist, die relevanten Informationen vollständig zu verstehen, können Schutzmaßnahmen erforderlich sein, um sicherzustellen, dass seine Rechte gewahrt werden.

Vollständige und verständliche Informationen

Die informierte Zustimmung beruht auf der Bereitstellung vollständiger und verständlicher Informationen über die Behandlung, die Risiken, die Vorteile und mögliche Alternativen. Krankenpfleger spielen eine entscheidende Rolle, indem sie älteren Patienten medizinische Informationen verständlich erklären und ihre Fragen beantworten, wobei sie ihre besonderen Kommunikationsbedürfnisse berücksichtigen.

Einbeziehung der Familie und der pflegenden Angehörigen

In einigen Fällen können ältere Menschen Schwierigkeiten haben, ihre Einwilligung zu verstehen oder vollständig auszudrücken. Krankenpfleger sollten mit der Familie und den Betreuern zusammenarbeiten, um sicherzustellen, dass die getroffenen Entscheidungen im besten Interesse des Patienten sind und seine Werte und Vorlieben berücksichtigen.

Informierte Zustimmung bei komplexer Pflege

In komplexen Pflegesituationen wie chirurgischen Eingriffen oder invasiven Behandlungen kommt der informierten Einwilligung eine noch größere Bedeutung zu. Krankenpfleger nehmen eine Mittlerrolle zwischen Ärzten und Patienten ein, indem sie dabei helfen, Verfahren, Risiken und Vorteile auf zugängliche Weise zu erklären.

Einhaltung von Behandlungsverweigerungen

Die Einwilligung nach Aufklärung beinhaltet auch das Recht des Patienten, eine Behandlung abzulehnen. Krankenpfleger sollten die Entscheidungen älterer Patienten respektieren, auch wenn sie mit ihrer Entscheidung nicht einverstanden sind, und emotionale Unterstützung leisten, um den Patienten zu helfen, die Auswirkungen ihrer Entscheidung zu verstehen.

Angemessene Dokumentation

Eine genaue Dokumentation des Prozesses der informierten Zustimmung ist entscheidend, um die Nachvollziehbarkeit der getroffenen Entscheidungen und geführten Diskussionen zu gewährleisten. Krankenpfleger sollten die bereitgestellten Informationen, die von den Patienten gestellten Fragen und die Gespräche über die Einwilligung nach Aufklärung in den Krankenakten festhalten.

Zusammenfassend lässt sich sagen, dass eine informierte Einwilligung bei älteren Menschen von entscheidender Bedeutung ist, um ihre Autonomie und Würde zu respektieren. Krankenpfleger spielen eine Schlüsselrolle bei der Bereitstellung umfassender Informationen, der Beurteilung der Einwilligungsfähigkeit, der Einbeziehung von Familien und Betreuern, der Respektierung von Behandlungsverweigerungen und der angemessenen Dokumentation. Indem Sie diese Grundsätze anwenden, tragen Sie dazu bei, dass die Rechte und Präferenzen älterer Patienten in ihrem Behandlungspfad respektiert werden.

- **Die Rolle des Krankenpflegers bei der Vermittlung von Behandlungsmöglichkeiten**

Als Krankenpfleger geht Ihre Rolle über die Bereitstellung von körperlicher Pflege hinaus. Sie spielen auch eine wichtige Rolle dabei, älteren Patienten und ihren Familien die verschiedenen Behandlungsmöglichkeiten zu vermitteln. Dazu gehört es, klare Informationen zu liefern, Fragen zu beantworten und die Patienten dabei anzuleiten, fundierte Entscheidungen über ihre Gesundheit zu treffen.

Erklärung der Behandlungsmöglichkeiten

Ältere Patienten sehen sich häufig mit einer Reihe von Behandlungsoptionen konfrontiert, darunter medizinische Behandlungen, chirurgische Eingriffe, Therapien und

Palliativpflege. Als Krankenpfleger sind Sie dafür verantwortlich, die verschiedenen verfügbaren Optionen klar und verständlich zu erklären und dabei die Vorlieben und das Verständnisniveau des Patienten zu berücksichtigen.

Auf Fragen und Bedenken eingehen
Patienten und ihre Familien haben möglicherweise Fragen und Bedenken bezüglich der Behandlungsmöglichkeiten. Als Krankenpfleger sind Sie dazu da, diese Fragen auf ehrliche und einfühlsame Weise zu beantworten. Sie können die Vorteile, Risiken und Auswirkungen jeder Option erläutern, um den Patienten zu helfen, fundierte Entscheidungen zu treffen.

Berücksichtigung von Werten und Präferenzen
Jeder Patient hat einzigartige Werte und Vorlieben in Bezug auf die Gesundheitsversorgung. Sie spielen eine entscheidende Rolle dabei, den Patienten zu helfen, zu verstehen, wie jede Behandlungsoption zu ihren persönlichen Werten und ihrem Lebensstil passen könnte. Dieser patientenzentrierte Ansatz fördert Entscheidungen, die besser auf die Bedürfnisse der Patienten abgestimmt sind.

Familien und pflegende Angehörige einbeziehen
Ältere Patienten können bei der Entscheidungsfindung auf die Unterstützung ihrer Familien und Betreuer zählen. Sie können die Familien in die Diskussion über Behandlungsmöglichkeiten einbeziehen, indem Sie Informationen bereitstellen und eine offene und gemeinschaftliche Kommunikation fördern.

Behandlungsverweigerungen respektieren
Manche älteren Patienten entscheiden sich aufgrund ihrer persönlichen Werte oder Vorlieben möglicherweise gegen bestimmte Behandlungsmöglichkeiten. Als Krankenpfleger sollten Sie diese Entscheidungen respektieren, emotionale

Unterstützung leisten und gleichzeitig die möglichen Folgen dieser Entscheidungen erläutern.

Mit dem Pflegeteam koordinieren

Die Vermittlung von Behandlungsoptionen erfordert eine enge Abstimmung mit dem Betreuungsteam, einschließlich Ärzten, Sozialarbeitern und Spezialisten. Sie übernehmen eine Verbindungsfunktion, indem Sie sicherstellen, dass Informationen einheitlich weitergegeben werden, und helfen, die notwendigen Konsultationen zu organisieren.

Diskussionen dokumentieren

Eine genaue Dokumentation der Gespräche über Behandlungsoptionen ist für die Kontinuität der Pflege von entscheidender Bedeutung. Sie sollten die geteilten Informationen, die gestellten Fragen und die getroffenen Entscheidungen in den Krankenakten festhalten, was für spätere Überweisungen hilfreich sein kann.

Zusammenfassend lässt sich sagen, dass die Rolle des Krankenpflegers bei der Vermittlung von Behandlungsoptionen beinhaltet, die Optionen verständlich zu erklären, auf Fragen und Bedenken einzugehen, die Werte und Vorlieben des Patienten zu berücksichtigen, Familien und Betreuer einzubeziehen, Behandlungsverweigerungen zu respektieren, sich mit dem Pflegeteam abzustimmen und die Diskussionen genau zu dokumentieren. Durch die Bereitstellung fundierter Informationen und die Anleitung von Patienten bei der Entscheidungsfindung tragen Sie dazu bei, dass diese fundierte und ihrer Situation angemessene Entscheidungen treffen.

- **Gemeinsame Entscheidungsfindung mit Patienten, Familien und Angehörigen der Gesundheitsberufe**

Die Entscheidungsfindung bei der Gesundheitsfürsorge für ältere Menschen kann aufgrund der vielen zu berücksichtigenden Faktoren komplex sein. Gemeinsame Entscheidungsfindung bedeutet, dass die Patienten, ihre Familien und die Angehörigen der Gesundheitsberufe aktiv in den Entscheidungsprozess einbezogen werden. Als Krankenpfleger spielen Sie eine entscheidende Rolle bei der Erleichterung dieser Zusammenarbeit, um sicherzustellen, dass die getroffenen Entscheidungen die Bedürfnisse und Präferenzen aller Beteiligten berücksichtigen.

Zusammenarbeit und offene Kommunikation

Eine gemeinsame Entscheidungsfindung beruht auf einer offenen und respektvollen Kommunikation zwischen Patienten, ihren Familien und den Angehörigen der Gesundheitsberufe. Sie fungieren als Vermittler, indem Sie Diskussionen erleichtern und jede Partei dazu ermutigen, ihre Bedenken, Werte und Meinungen zu äußern.

Bildung und Informationsaustausch

Als Krankenpfleger sind Sie dafür verantwortlich, klare und verständliche Informationen über Behandlungsmöglichkeiten, die damit verbundenen Risiken und Vorteile bereitzustellen. Indem Sie Patienten und ihre Familien aufklären, helfen Sie ihnen, fundierte Entscheidungen auf der Grundlage ihres Verständnisses der Herausforderungen zu treffen.

Berücksichtigung von Werten und Präferenzen

Jeder Patient hat einzigartige Werte, Überzeugungen und Vorlieben. Sie erleichtern die Diskussion darüber, wie diese Elemente die Wahl der Behandlung beeinflussen und wie die vorgeschlagenen Optionen mit den persönlichen Werten des Patienten übereinstimmen.

Bewertung von Zielen und Erwartungen

Es ist wichtig, die Ziele und Erwartungen des Patienten und seiner Familie an die Gesundheitsversorgung zu verstehen. Sie stellen Fragen, um die gewünschten Ergebnisse zu klären, und arbeiten mit dem Pflegeteam zusammen, um die Optionen zu ermitteln, die diesen Zielen am besten entsprechen.

Diskussion der Vor- und Nachteile
Gemeinsame Entscheidungsfindung bedeutet, die Vor- und Nachteile jeder Behandlungsoption ausgewogen zu erkunden. Sie helfen den Patienten, die potenziellen Vorteile gegen die Risiken abzuwägen, damit sie eine fundierte Entscheidung treffen können.

Einbeziehung von Familienanliegen
Die Familien spielen oft eine wichtige Rolle im Entscheidungsprozess. Sie ermutigen die Familien, ihre Bedenken zu äußern und sich aktiv an den Diskussionen zu beteiligen, wobei Sie darauf achten, dass die Bedürfnisse und Vorlieben des Patienten im Mittelpunkt bleiben.

Interdisziplinäre Zusammenarbeit
Die gemeinsame Entscheidungsfindung beinhaltet oft die Zusammenarbeit mit verschiedenen Gesundheitsfachkräften. Als Krankenpfleger arbeiten Sie im Team, um verschiedene Informationen und Perspektiven zusammenzutragen, was den Entscheidungsprozess bereichert.

Respektieren von endgültigen Entscheidungen
Sobald eine Entscheidung getroffen wurde, ist es entscheidend, dass Sie die Wahl des Patienten und seiner Familie respektieren, auch wenn diese von dem abweicht, was Sie empfohlen hätten. Sie bieten emotionale Unterstützung, um dem Patienten und seiner Familie zu helfen, sich in ihrer Entscheidung sicher zu fühlen.

Zusammenfassend lässt sich sagen, dass die gemeinsame Entscheidungsfindung die Zusammenarbeit zwischen Patienten, Familien und Angehörigen der Gesundheitsberufe bei der Auswahl der am besten geeigneten Behandlungsoptionen beinhaltet. Als Krankenpfleger erleichtern Sie diese Zusammenarbeit, indem Sie eine offene Kommunikation fördern, Aufklärungsinformationen bereitstellen und dabei helfen, die Optionen anhand der Werte, Vorlieben und Ziele des Patienten zu bewerten. Durch Ihre Zusammenarbeit tragen Sie zu individuelleren Behandlungsentscheidungen bei, die auf den einzelnen älteren Patienten zugeschnitten sind.

Pflege am Lebensende und Begleitung der Familien

- **Grundsätze der Palliativmedizin und der Betreuung am Lebensende**

Palliativpflege und Pflege am Lebensende sind Ansätze, die sich auf den Komfort, die Würde und die Lebensqualität von Patienten mit schweren, unheilbaren Krankheiten konzentrieren. Als Krankenpfleger spielen Sie eine entscheidende Rolle bei der Umsetzung dieser Prinzipien, um sicherzustellen, dass ältere Patienten und ihre Familien diese Phase mit Unterstützung und Mitgefühl durchlaufen.

Linderung von Schmerzen und Symptomen
Ein Grundprinzip der Palliativmedizin ist die Linderung von Schmerzen und unangenehmen Symptomen. Als Krankenpfleger überwachen Sie den Zustand des Patienten genau und verabreichen die notwendigen Medikamente und Behandlungen, um ihr körperliches Wohlbefinden zu gewährleisten.

Berücksichtigung der Lebensqualität
Die Palliativ- und Hospizpflege zielt darauf ab, die Lebensqualität von Patienten zu verbessern, auch wenn diese eine schwere Krankheit haben. Sie arbeiten mit dem Pflegeteam zusammen, um die Ziele und Prioritäten des

Patienten zu verstehen und die Pflege entsprechend anzupassen.

Offene und ehrliche Kommunikation
Die transparente Kommunikation mit dem Patienten und seiner Familie ist von entscheidender Bedeutung. Sie stellen ehrliche Informationen über die Krankheit, Behandlungsmöglichkeiten und Prognosen bereit, was den Patienten hilft, fundierte Entscheidungen zu treffen und sich emotional vorzubereiten.

Emotionale und psychologische Unterstützung
Ältere Patienten in der Palliativmedizin benötigen oftmals eine starke emotionale und psychologische Unterstützung. Sie hören sich ihre Sorgen, Ängste und Bedürfnisse an und ermutigen sie, ihre Gefühle auszudrücken, während Sie gleichzeitig ihre Würde respektieren.

Berücksichtigung der Wünsche des Patienten
Die Palliativmedizin und die Versorgung am Lebensende basieren auf den Wünschen des Patienten. Sie arbeiten eng mit dem Patienten und seiner Familie zusammen, um deren Entscheidungen bezüglich medizinischer Behandlungen, Komfortpflege und Präferenzen bezüglich des Sterbeortes zu verstehen.

Respekt vor Kultur und Glauben
Ältere Patienten können kulturelle und spirituelle Überzeugungen haben, die ihre Pflege am Lebensende beeinflussen. Sie respektieren diese Überzeugungen, indem Sie mit dem Pflegeteam zusammenarbeiten, um eine Umgebung zu schaffen, die ihre persönlichen Werte unterstützt.

Unterstützung für Familie und Angehörige
In die Palliativversorgung sind häufig die Familie und die Angehörigen des Patienten einbezogen. Sie bieten der Familie Unterstützung an, helfen ihnen, die medizinischen

und emotionalen Veränderungen zu verstehen, und leiten sie an, wie sie emotionale Unterstützung leisten können.

Begleitung am Lebensende
Wenn sich die Patienten dem Lebensende nähern, sorgen Sie für eine mitfühlende und respektvolle Begleitung. Sie sorgen dafür, dass sie sich wohlfühlen, dass ihre medizinischen Bedürfnisse erfüllt werden und dass ihre Wünsche bezüglich der Anwesenheit von Angehörigen und des Sterbeortes respektiert werden.

Trauer und Unterstützung nach dem Tod
Nach dem Tod des Patienten bieten Sie den trauernden Familien weiterhin Unterstützung an. Sie verweisen sie an Trauerressourcen und ermutigen sie, ihre Gefühle in dieser schwierigen Zeit auszudrücken.

Zusammenfassend lässt sich sagen, dass die Grundsätze der Palliativpflege und der Pflege am Lebensende auf Schmerzlinderung, Achtung der Würde, offene Kommunikation, emotionale Unterstützung und die Berücksichtigung der Wünsche und Werte des Patienten ausgerichtet sind. Als Krankenpfleger spielen Sie eine entscheidende Rolle, indem Sie mitfühlende Begleitung anbieten und dafür sorgen, dass ältere Patienten und ihre Familien diese Phase mit Würde und Respekt durchlaufen.

- **Umgang mit Schmerzen und Symptomen in der Endphase des Lebens**
Wenn sich ältere Patienten der letzten Phase ihres Lebens nähern, wird die Schmerz- und Symptombehandlung zu einer entscheidenden Priorität. Als Krankenpfleger spielen Sie eine entscheidende Rolle dabei, den Komfort und die Lebensqualität der Patienten während dieser schwierigen Phase zu gewährleisten.

Kontinuierliche Bewertung von Schmerzen und Symptomen

Schmerzen und Symptome im Endstadium können von Patient zu Patient sehr unterschiedlich sein. Sie führen regelmäßige Beurteilungen durch, um die Intensität der Schmerzen und anderer Symptome wie Übelkeit, Müdigkeit, Atemnot und Angstzustände zu bestimmen.

Angemessener Gebrauch von schmerzstillenden Medikamenten

Schmerzmittel, einschließlich Opioiden, sind häufig erforderlich, um Schmerzen im Endstadium wirksam zu kontrollieren. Als Krankenpfleger/in arbeiten Sie eng mit dem medizinischen Team zusammen, um die Medikamente angemessen zu verabreichen, Nebenwirkungen zu überwachen und die Dosis nach Bedarf anzupassen.

Nicht-pharmakologische Ansätze

Zusätzlich zu Medikamenten können Sie auch nicht-pharmakologische Ansätze zur Linderung von Schmerzen und Symptomen verwenden. Dazu können Musiktherapie, Massagetherapie, Entspannung, Meditation und andere Techniken gehören, die eine zusätzliche Linderung bieten.

Komfortable Pflege

Die Komfortpflege soll sicherstellen, dass sich der Patient körperlich und emotional wohlfühlt. Sie passen die Positionen des Patienten an, um Unbehagen zu minimieren, bieten Hautpflege zur Vermeidung von Bettwunden an und sorgen für eine ruhige und beruhigende Umgebung.

Umgang mit Dyspnoe und Erstickungsanfällen

Dyspnoe, also Atembeschwerden, können in der Endphase des Lebens eine große Sorge sein. Sie setzen Atemtechniken, Lagerungen und Medikamente ein, um Atembeschwerden zu lindern und das Atmen zu erleichtern.

Psychologische und emotionale Unterstützung

In der Endphase des Lebens können Patienten Angst, Furcht und andere komplexe Emotionen empfinden. Sie bieten emotionale Unterstützung, indem Sie sich ihre Sorgen anhören, ihre Emotionen validieren und ihnen helfen, ihre psychologischen Bedürfnisse zu äußern.

Kommunikation mit der Familie und den Angehörigen

Sie arbeiten eng mit der Familie und den Angehörigen des Patienten zusammen, um die Symptome, Behandlungsmöglichkeiten und Komfortmaßnahmen zu erklären. Sie leiten sie an, wie sie den Patienten unterstützen und zu seinem Wohlbefinden und seiner Würde beitragen können.

Übergang zu Palliativmedizin und Sterbebegleitung

Wenn die Endphase näher rückt, erleichtern Sie den Übergang zur Palliativ- oder Sterbebegleitung, indem Sie Informationen darüber bereitstellen, was zu erwarten ist, und einen Pflegeplan erstellen, der auf die Bedürfnisse des Patienten zugeschnitten ist.

Respektieren der Wünsche des Patienten

Zu jeder Zeit respektieren Sie die Wünsche und Vorlieben des Patienten in Bezug auf die Schmerz- und Symptombehandlung. Sie bieten eine patientenzentrierte Pflege an und stellen sicher, dass die Stimme des Patienten gehört und respektiert wird.

Zusammenfassend lässt sich sagen, dass die Behandlung von Schmerzen und Symptomen in der Endphase des Lebens auf einer kontinuierlichen Beurteilung, dem angemessenen Einsatz von Medikamenten und nichtpharmakologischen Ansätzen, Komfortpflege, der Behandlung von Atemnot, psychologischer Unterstützung, der Kommunikation mit der Familie, dem Übergang zur Palliativ- oder Sterbebegleitung und der Beachtung der Wünsche des Patienten beruht. Durch eine umfassende und mitfühlende Unterstützung stellen Sie sicher, dass ältere Patienten diese Phase mit Würde und so wenig Unannehmlichkeiten wie möglich durchlaufen.

- Emotionale und spirituelle Unterstützung für Patienten und ihre Angehörigen

Wenn ältere Patienten mit einer Krankheit im Endstadium konfrontiert sind, können sie und ihre Angehörigen eine emotional belastende Zeit durchmachen. Als Krankenpfleger spielen Sie eine entscheidende Rolle, indem Sie ihnen emotionale und spirituelle Unterstützung bieten, um ihnen zu helfen, die mit diesem Lebensabschnitt verbundenen emotionalen und spirituellen Herausforderungen zu bewältigen.

Einfühlsames Zuhören

Einfühlsames Zuhören ist eines der wichtigsten Elemente der emotionalen Unterstützung. Als Krankenpfleger bieten Sie einen sicheren Raum, in dem Patienten und ihre Angehörigen ihre Gefühle, Ängste und Sorgen ohne Verurteilung äußern können.

Validierung von Emotionen

Sie validieren die Gefühle von Patienten und ihren Angehörigen, indem Sie anerkennen, dass das, was sie fühlen, verständlich und legitim ist. Diese Validierung kann dazu beitragen, das Gefühl der Isolation und Einsamkeit zu verringern.

Emotionale Reaktionen erklären

Patienten und ihre Angehörigen können eine Reihe von Gefühlen empfinden, darunter Trauer, Wut, Angst und Furcht. Sie erklären, dass diese Reaktionen normal und Teil des Prozesses sind, mit der Krankheit im Endstadium umzugehen.

Unterstützen Sie schwierige Diskussionen

Schwierige Diskussionen, wie die Planung der Versorgung am Lebensende und das Treffen komplexer

Entscheidungen, können emotional belastend sein. Sie bieten Unterstützung bei diesen Gesprächen, helfen bei der Klärung von Optionen und fördern eine offene Kommunikation.

Geistige Unterstützung
Spirituelle Unterstützung kann für todkranke Patienten und ihre Angehörigen eine wichtige Rolle spielen. Sie respektieren die spirituellen Überzeugungen des Patienten und können mit Seelsorgern oder religiösen Führern zusammenarbeiten, um spirituelle Unterstützung anzubieten.

Förderung von Reflexion und Bedeutung
Patienten und ihre Angehörigen können dazu angeregt werden, über ihr Leben, ihre Beziehungen und ihr Erbe nachzudenken. Sie ermutigen sie, ihren Sinn für Bedeutung zu erforschen, wertvolle Erinnerungen zu schaffen und ihre Wünsche zu äußern.

Eine beruhigende Umgebung schaffen
Eine ruhige und beruhigende Umgebung kann das emotionale Wohlbefinden von Patienten und ihren Angehörigen fördern. Sie können diese Umgebung schaffen, indem Sie Licht, Geräusche und Dekorationen anpassen, um eine behagliche Atmosphäre zu schaffen.

Unterstützende Ressourcen
Sie informieren Patienten und ihre Angehörigen über verfügbare Unterstützungsressourcen wie Selbsthilfegruppen, Trauerberater und Organisationen, die spezielle emotionale und spirituelle Unterstützung für Menschen im Endstadium anbieten.

Unterstützung nach dem Tod
Nach dem Tod des Patienten bieten Sie den trauernden Angehörigen weiterhin emotionale Unterstützung an. Sie

ermutigen sie, ihre Gefühle auszudrücken und Wege zu finden, mit der Trauer umzugehen.

Zusammenfassend lässt sich sagen, dass die emotionale und spirituelle Unterstützung für todkranke Patienten und ihre Angehörigen darauf beruht, einfühlsam zuzuhören, Emotionen zu validieren, emotionale Reaktionen zu erklären, bei schwierigen Gesprächen zu unterstützen, spirituelle Unterstützung zu leisten, zum Nachdenken und zur Sinngebung anzuregen, eine beruhigende Umgebung zu schaffen, unterstützende Ressourcen bereitzustellen und Unterstützung nach dem Tod zu leisten. Indem Sie mitfühlende Unterstützung anbieten und auf emotionale und spirituelle Bedürfnisse eingehen, tragen Sie dazu bei, dass Patienten und ihre Angehörigen diese Zeit mit so viel Trost wie möglich bewältigen können.

Spezielle rechtliche und ethische Fragen in der Geriatrie

- **Patientenverfügungen und medizinische Entscheidungen im Falle von Invalidität**

Patientenverfügungen und medizinische Entscheidungen im Falle von Invalidität sind entscheidende Aspekte der Versorgung am Lebensende und der Palliativmedizin. Als Krankenpfleger spielen Sie eine entscheidende Rolle bei der Erleichterung des Entscheidungsprozesses, wenn Patienten nicht mehr in der Lage sind, selbst medizinische Entscheidungen zu treffen.

Patientenverfügungen

Patientenverfügungen, auch bekannt als "erweiterte Patientenverfügung" oder "Patientenverfügung", sind Dokumente, in denen Patienten ihre Wünsche bezüglich der medizinischen Versorgung für den Fall festhalten, dass sie nicht mehr in der Lage sein sollten, ihre Entscheidungen mitzuteilen. Sie informieren Patienten und ihre Familien über die Bedeutung dieser Verfügungen und helfen ihnen dabei, sie gemäß den geltenden Gesetzen und Vorschriften zu verfassen.

Ernennung eines Gesundheitspflegebevollmächtigten
Ein Gesundheitsbevollmächtigter, auch "medizinischer Bevollmächtigter" oder "Gesundheitsanwalt" genannt, ist eine Person, die von einem Patienten dazu bestimmt wird, medizinische Entscheidungen in seinem Namen zu treffen, wenn er dazu nicht mehr in der Lage ist. Sie erläutern den Patienten und ihren Familien die Rolle und die Verantwortlichkeiten des Vorsorgebevollmächtigten und helfen bei der Koordinierung dieser Ernennung, wenn sie gewünscht wird.

Berücksichtigung der Werte und Wünsche des Patienten
Wenn der Patient nicht in der Lage ist, medizinische Entscheidungen zu treffen, beziehen Sie sich auf die Patientenverfügung und die Wahl des Vorsorgebevollmächtigten, um Behandlungsentscheidungen zu leiten. Sie sorgen dafür, dass die in der Patientenverfügung geäußerten Wünsche des Patienten so weit wie möglich beachtet werden.

Kommunikation mit der Familie und den Angehörigen
Die Kommunikation mit der Familie und den Angehörigen ist von entscheidender Bedeutung, wenn medizinische Entscheidungen im Falle von Geschäftsunfähigkeit getroffen werden müssen. Sie erleichtern die Gespräche zwischen dem Vorsorgebevollmächtigten, der Familie und den Mitgliedern des medizinischen Teams, um ein klares Verständnis der Wünsche des Patienten zu gewährleisten.

Prozess der Entscheidungsfindung
Als Krankenpfleger können Sie in den Prozess der Entscheidungsfindung im Falle von Geschäftsunfähigkeit einbezogen werden. Sie stellen relevante medizinische

Informationen und Einblicke in die aktuelle Situation des Patienten zur Verfügung, die Familienmitgliedern und dem Vorsorgebevollmächtigten helfen können, fundierte Entscheidungen zu treffen.

Achtung der Würde und der Werte des Patienten

Die Achtung der Würde und der Werte des Patienten bleibt eine Priorität, auch wenn der Patient seine Präferenzen nicht direkt äußern kann. Sie achten darauf, dass die getroffenen Entscheidungen die ethischen Grundsätze und die persönlichen Überzeugungen des Patienten respektieren.

Entwicklung der Richtlinien in Abhängigkeit vom Zustand des Patienten

Patientenverfügungen und medizinische Entscheidungen im Falle der Geschäftsunfähigkeit können sich ändern, wenn sich der Zustand des Patienten verändert. Sie stehen in regelmäßigem Kontakt mit Vorsorgebevollmächtigten und der Familie, um die Entscheidungen an neue medizinische Informationen anzupassen.

Emotionale Unterstützung für die Familie

Wenn die Familie mit der Notwendigkeit konfrontiert wird, medizinische Entscheidungen bei Geschäftsunfähigkeit zu treffen, bieten Sie emotionale Unterstützung, indem Sie sich die Sorgen der Familie anhören und die Optionen auf mitfühlende Weise erklären.

Aufzeichnung und Aufbewahrung von Dokumenten

Sie stellen sicher, dass Patientenverfügungen, die Benennung eines Vorsorgebevollmächtigten und andere rechtliche Dokumente in Übereinstimmung mit den örtlichen Gesetzen und medizinischen Vorschriften erfasst und aufbewahrt werden.

Zusammenfassend lässt sich sagen, dass Patientenverfügungen und medizinische Entscheidungen im Falle von Invalidität von entscheidender Bedeutung sind, um sicherzustellen, dass die Wünsche des Patienten respektiert werden, auch wenn er seine Entscheidungen nicht mitteilen kann. Als Krankenpfleger spielen Sie eine entscheidende Rolle dabei, diesen Prozess zu erleichtern, die Kommunikation mit der Familie zu unterstützen und sicherzustellen, dass die getroffenen Entscheidungen mit den Werten und Vorlieben des Patienten übereinstimmen.

- ## Zustimmung zu Behandlungen und Verweigerung von Pflegeleistungen bei älteren Menschen
Die Zustimmung zu Behandlungen und die Respektierung von Entscheidungen zur Verweigerung von Pflege sind entscheidende Aspekte der medizinischen Ethik und der Pflege am Lebensende bei älteren Menschen. Als Krankenpfleger spielen Sie eine wichtige Rolle bei der Sicherstellung, dass die Rechte der Patienten auf informierte Zustimmung und Entscheidungen zur Ablehnung von Behandlungen respektiert werden.

Informierte Zustimmung
Die Einwilligung nach Aufklärung ist das grundlegende Recht des Patienten, die Vorteile, Risiken und Alternativen einer Behandlung vollständig zu verstehen, bevor er eine Entscheidung trifft. Sie stellen sicher, dass ältere Patienten über alle Informationen verfügen, die sie benötigen, um informierte Entscheidungen über ihre Versorgung zu treffen, indem Sie eine einfache Sprache verwenden und ihre Fragen beantworten.

Fähigkeit, eine Zustimmung zu geben
Sie beurteilen die Fähigkeit des Patienten, eine informierte Einwilligung zu erteilen, und berücksichtigen dabei Faktoren wie Verständnis, Klarheit und Entscheidungsfähigkeit des Patienten. Wenn der Patient aufgrund einer kognitiven Erkrankung oder aus anderen Gründen nicht in der Lage ist, eine informierte Einwilligung

zu geben, befolgen Sie die Patientenverfügung oder die Benennung des Vorsorgebevollmächtigten.

Berücksichtigung der Werte und Vorlieben des Patienten
Wenn ältere Patienten ihre informierte Zustimmung äußern, berücksichtigen Sie ihre persönlichen Werte, Überzeugungen und Vorlieben. Sie respektieren die Entscheidungen, die ihre Individualität und ihre Wünsche widerspiegeln.

Verweigerung der Behandlung
Ältere Patienten haben das Recht, medizinische Behandlungen abzulehnen, auch wenn diese vom Ärzteteam als vorteilhaft angesehen werden. Sie respektieren diese Entscheidungen zur Ablehnung von Behandlungen und stellen sicher, dass der Patient vollständig über die möglichen Folgen der Ablehnung informiert ist.

Diskussion über Alternativen und Konsequenzen
Wenn ein älterer Patient eine Behandlung ablehnt, besprechen Sie mit ihm die möglichen Alternativen und die Folgen der Ablehnung. Sie fördern eine offene und respektvolle Kommunikation, damit der Patient eine informierte Entscheidung treffen kann.

Umgang mit familiären Unstimmigkeiten
Manchmal haben die Familien unterschiedliche Ansichten über Behandlungen oder die Verweigerung von Pflege. Als Krankenpfleger erleichtern Sie Familiengespräche und helfen dabei, Lösungen zu finden, die die Wünsche des Patienten respektieren und gleichzeitig die familiären Bedenken berücksichtigen.

Angemessene Dokumentation
Sie dokumentieren sorgfältig die Gespräche über die Einwilligung nach Aufklärung, die Ablehnung von Behandlungen und die besprochenen Alternativen. Eine

genaue Dokumentation ist entscheidend, um sicherzustellen, dass die Entscheidungen des Patienten vom gesamten medizinischen Team respektiert und verstanden werden.

Ethik und Respekt für die Entscheidungen des Patienten
Ihre Aufgabe als Krankenpfleger besteht darin, die Wahlmöglichkeiten und Entscheidungen des Patienten zu respektieren, auch wenn Sie eine persönliche Meinung haben oder der Meinung sind, dass eine andere Wahl vorteilhafter wäre.

Zusammenfassend lässt sich sagen, dass der Unterabschnitt "Einwilligung in Behandlungen und Verweigerung von Pflegeleistungen bei älteren Menschen" die Bedeutung einer informierten Einwilligung, der Berücksichtigung der Wertvorstellungen des Patienten, der Respektierung von Entscheidungen zur Verweigerung von Pflegeleistungen, der Diskussion von Alternativen und der Möglichkeiten, mit familiären Meinungsverschiedenheiten umzugehen, hervorhebt. Indem Sie für eine offene, respektvolle Kommunikation sorgen und die getroffenen Entscheidungen sorgfältig dokumentieren, tragen Sie dazu bei, dass ältere Patienten eine Pflege erhalten, die ihren Entscheidungen und Präferenzen entspricht.

- **Prävention und Meldung von Missbrauch und Misshandlung älterer Menschen**
Die Verhinderung und Meldung von Missbrauch und Misshandlung älterer Menschen ist eine entscheidende Verantwortung für Angehörige der Gesundheitsberufe, einschließlich Krankenpfleger. Sie spielen eine entscheidende Rolle dabei, dafür zu sorgen, dass ältere Patienten mit Würde, Respekt und Sicherheit behandelt werden.

Arten von Missbrauch und Misshandlung

Missbrauch und Misshandlung älterer Menschen kann viele verschiedene Formen annehmen, wie z. B. körperlichen, psychologischen, finanziellen und sexuellen Missbrauch. Sie sollten in der Lage sein, die möglichen Anzeichen und Symptome jeder Art von Missbrauch zu erkennen.

Bewertung von Risiken

Sie beurteilen ältere Patienten regelmäßig, um Risikofaktoren für Missbrauch oder Misshandlung zu erkennen. Dazu können Elemente wie soziale Isolation, finanzielle Abhängigkeit, psychische Gesundheitsprobleme und Familiendynamiken gehören.

Förderung des Bewusstseins

Als Krankenpfleger/in spielen Sie eine Schlüsselrolle bei der Sensibilisierung von Patienten, Familien und Kollegen für Missbrauch und Misshandlung älterer Menschen. Sie informieren über die Anzeichen, auf die Sie achten sollten, und fördern eine Kultur des Respekts und des Schutzes.

Schaffung einer sicheren Umgebung

Sie tragen dazu bei, eine sichere und einladende Umgebung für ältere Patienten zu schaffen, indem Sie dafür sorgen, dass sie sich sicher fühlen, Missbrauch oder Misshandlungen zu melden, denen sie ausgesetzt sein könnten.

Zuhören und Unterstützung für Opfer

Wenn Ihnen ein älterer Patient anvertraut, dass er missbraucht oder misshandelt wurde, müssen Sie ihm einfühlsam zuhören und die notwendigen Maßnahmen zu seinem Schutz ergreifen. Sie können mit anderen Fachkräften des Gesundheits- und Sozialwesens zusammenarbeiten, um seine Sicherheit zu gewährleisten.

Meldung von Missbrauchsfällen

Wenn Sie vermuten, dass ein älterer Patient missbraucht oder misshandelt wird, müssen Sie den Fall gemäß den von Ihrer Einrichtung festgelegten Protokollen und den örtlichen Gesetzen melden. Die Meldung kann vertraulich sein und darf nicht verzögert werden.

Interventionen zur Prävention

Sie arbeiten mit dem Pflegeteam zusammen, um gezielte Präventionsmaßnahmen für Patienten zu entwickeln, die von Missbrauch oder Misshandlung bedroht sind. Dazu können unterstützende Ressourcen, Veränderungen der Umgebung und Sicherheitspläne gehören.

Sensibilisierung für Patientenrechte

Sie klären die Patienten über ihre Rechte auf, einschließlich des Rechts, ohne Angst vor Missbrauch oder Misshandlung zu leben. Sie ermutigen sie, ihre Bedenken zu äußern und verdächtiges Verhalten zu melden.

Interdisziplinäre Zusammenarbeit

Um Missbrauch zu verhindern und zu melden, ist häufig eine interdisziplinäre Zusammenarbeit erforderlich. Sie arbeiten eng mit Sozialarbeitern, Ärzten, Beratern für psychische Gesundheit und anderen Fachkräften zusammen, um die Sicherheit älterer Patienten zu gewährleisten.

Zusammenfassend lässt sich sagen, dass die Prävention und Meldung von Missbrauch und Misshandlung älterer Menschen wesentliche Aspekte der geriatrischen Versorgung sind. Indem Sie Anzeichen von Missbrauch erkennen, das Bewusstsein fördern, eine sichere Umgebung schaffen und im Falle einer Meldung angemessene Maßnahmen ergreifen, tragen Sie dazu bei, die Sicherheit, die Würde und das Wohlergehen älterer Patienten zu gewährleisten.

Kapitel 10

Berufliche Entwicklung und Zukunftsperspektiven

Ständige Weiterbildung und Aktualisierung der Fähigkeiten

• **Die Bedeutung der Weiterbildung in der geriatrischen Pflege**
Die kontinuierliche Fortbildung ist ein wesentlicher Bestandteil der Krankenpflegerpraxis in der Geriatrie. Ständige Fortschritte in der Medizin, Änderungen in den Behandlungsprotokollen und Entwicklungen im Verständnis der besonderen Bedürfnisse älterer Menschen erfordern, dass Krankenpfleger ständig auf dem neuesten Stand bleiben. Hier erfahren Sie, warum die Weiterbildung in der geriatrischen Pflege lebenswichtig ist :

Entwicklung des medizinischen Wissens
Die Medizin entwickelt sich rasch weiter. Dies gilt insbesondere für den Bereich der Geriatrie aufgrund der Fortschritte beim Verständnis der Alterungsprozesse und der damit verbundenen Erkrankungen. Mithilfe von Fortbildungen können Sie sich über neue medizinische Erkenntnisse und aktuelle Behandlungsempfehlungen auf dem Laufenden halten.

Anpassung an bewährte Praktiken
Pflegeprotokolle entwickeln sich mit der Forschung und den ermittelten bewährten Verfahren weiter. Durch Fortbildungen können Sie sich mit diesen bewährten Verfahren vertraut machen, sie in Ihre Pflege integrieren und so eine optimale Qualität für Ihre älteren Patienten gewährleisten.

Verständnis für spezialisierte Behandlungen
Ältere Menschen können komplexe medizinische Zustände und besondere Bedürfnisse haben. Fortlaufende Schulungen helfen Ihnen, die Spezialbehandlungen, chirurgischen Eingriffe und fortgeschrittenen Therapien zu

verstehen, die zur Bewältigung dieser Erkrankungen erforderlich sein können.

Auffrischung der klinischen Fähigkeiten
Durch kontinuierliche Weiterbildung können Sie Ihre klinischen Fähigkeiten aufrechterhalten und verbessern, von grundlegenden Pflegetechniken bis hin zu Spezialkenntnissen wie Medikamentengabe, Umgang mit venösen Zugängen und mehr. Dies gewährleistet eine präzise und sichere Durchführung der Pflege.

Einsatz neuer Technologien
Technologische Fortschritte haben einen großen Einfluss auf die geriatrische Versorgung, von der medizinischen Fernüberwachung bis hin zu Systemen für das Management medizinischer Informationen. Mithilfe von Weiterbildungsmaßnahmen können Sie diese neuen Technologien beherrschen, um die Pflege zu verbessern.

Effektive Kommunikation mit älteren Patienten
Die Weiterbildung umfasst auch die Entwicklung von Kommunikationsfähigkeiten, insbesondere um effektiv mit älteren Patienten zu interagieren, die manchmal sensorische oder kognitive Beeinträchtigungen haben. Angemessene Kommunikationstechniken sind für den Aufbau einer vertrauensvollen Beziehung von entscheidender Bedeutung.

Prävention und Management von Komplikationen
Aufgrund der physiologischen Anfälligkeit älterer Menschen kann es schnell zu medizinischen Komplikationen kommen. Eine angemessene Weiterbildung ermöglicht es Ihnen, diese Komplikationen vorauszusehen, ihnen vorzubeugen und sie wirksam zu bewältigen.

Ethik und Berufspraxis
Die Fortbildung befasst sich auch mit ethischen und rechtlichen Fragen, die speziell für die geriatrische Pflege

relevant sind, z. B. in Bezug auf die Einwilligung nach Aufklärung, das Lebensende und medizinische Entscheidungen. Sie hilft Ihnen, sich in diesen heiklen Bereichen mit Kompetenz und Mitgefühl zurechtzufinden.

Verbesserung der Qualität der Pflege
Letztendlich führt die Weiterbildung zu einer allgemeinen Verbesserung der Qualität der von Ihnen angebotenen Pflege. Sie versetzt Sie in die Lage, eine qualitativ hochwertige, sichere und evidenzbasierte Pflege zu leisten und gleichzeitig sensibel auf die besonderen Bedürfnisse älterer Menschen einzugehen.

Zusammenfassend lässt sich sagen, dass die Weiterbildung eine wertvolle Investition für Krankenpfleger ist. Sie stellt sicher, dass Sie kompetent, informiert und in der Lage bleiben, eine angemessene und qualitativ hochwertige Pflege älterer Menschen zu leisten und sich dabei an die ständigen Veränderungen in der Medizin und die besten Praktiken anzupassen.

- **Teilnahme an Konferenzen, Workshops und Fortbildungsprogrammen**
Die Teilnahme an Konferenzen, Workshops und Fortbildungsprogrammen ist für Krankenpfleger ein wichtiges Mittel, um ihre Fähigkeiten zu verbessern, ihr Wissen zu erweitern und mit den neuesten Entwicklungen in der geriatrischen Pflege Schritt zu halten. Hier sind die Gründe, warum dies so wichtig ist

Erwerb von neuem Wissen
Konferenzen, Workshops und Fortbildungsprogramme bieten eine einzigartige Gelegenheit, von Experten auf diesem Gebiet zu lernen. Sie haben Zugang zu aktuellen Informationen über die neuesten medizinischen Erkenntnisse, aktuelle Behandlungsprotokolle und neue

Therapien, die speziell für ältere Menschen entwickelt wurden.

Interaktion mit Peers und Experten
Diese Veranstaltungen bringen Krankenpfleger, Ärzte und andere Angehörige der Gesundheitsberufe zusammen, die ein gemeinsames Interesse an der Altenpflege haben. Sie haben die Chance, mit Gleichgesinnten zu interagieren, Erfahrungen auszutauschen und über Herausforderungen und bewährte Verfahren zu diskutieren.

Berufliche Vernetzung
Konferenzen und Workshops sind hervorragende Gelegenheiten, sich mit anderen Fachkräften des Gesundheitswesens zu vernetzen, was Möglichkeiten zur Zusammenarbeit, zum Wissensaustausch und zur Entwicklung von Berufspartnerschaften eröffnen kann.

Demonstration neuer Technologien und Methoden
Bei vielen Fortbildungsveranstaltungen stehen Ausstellungen neuer medizinischer Technologien, Diagnoseinstrumente und Behandlungsmethoden im Mittelpunkt. Sie haben die Möglichkeit, diese Innovationen in Aktion zu sehen und sie in Ihre Praxis zu integrieren.

Praktische Fertigkeiten einüben
Praktische Workshops auf Konferenzen bieten die Möglichkeit, neue Fähigkeiten in die Praxis umzusetzen oder vorhandene Fähigkeiten zu verbessern, sei es in der Verabreichung von Medikamenten, im Umgang mit Medizinprodukten oder in anderen Aspekten der Krankenpflegerpraxis.

Exposition gegenüber verschiedenen Perspektiven
Die Teilnahme an Konferenzen und Workshops kann Sie mit einer Vielzahl von Perspektiven und Ansätzen in der geriatrischen Versorgung bekannt machen. Dies kann Ihr

Verständnis für die verschiedenen Arten der Behandlung und Betreuung älterer Patienten erweitern.

Auffrischung der Kommunikationsfähigkeiten

Einige Schulungen konzentrieren sich auf die Entwicklung von Kommunikationsfähigkeiten, insbesondere wenn es sich um ältere Patienten mit Demenz oder Kommunikationsproblemen handelt. Diese Fähigkeiten sind für den Aufbau einer positiven Beziehung zu den Patienten von entscheidender Bedeutung.

Ethik und psychosoziale Aspekte

In den Vorträgen und Workshops werden häufig ethische und psychosoziale Fragen behandelt, die speziell für die geriatrische Pflege relevant sind. Dies hilft Ihnen, die Herausforderungen im Zusammenhang mit der Entscheidungsfindung, dem Umgang mit kognitiven Beeinträchtigungen und dem Lebensende besser zu verstehen.

Aufrechterhaltung der beruflichen Motivation

Die Teilnahme an Fortbildungsveranstaltungen kann Ihre Leidenschaft für den Beruf neu beleben, indem Sie mit neuen Ideen konfrontiert werden, sich inspirieren lassen und Ihnen helfen, in Ihrer Rolle als Krankenpfleger engagiert zu bleiben.

Zusammenfassend lässt sich sagen, dass die Teilnahme an Konferenzen, Workshops und Fortbildungsprogrammen eine effektive Möglichkeit ist, Ihr Wissen zu erweitern, Ihre klinischen Fähigkeiten zu verbessern, mit Gleichaltrigen zu interagieren und mit den Entwicklungen in der geriatrischen Pflege Schritt zu halten. Dies ermöglicht es Ihnen, eine qualitativ hochwertige Pflege zu leisten und sich als Krankenpfleger weiterzuentwickeln.

- **Aufrechterhaltung der Fähigkeiten und Kenntnisse auf dem neuesten Stand in einem sich entwickelnden Bereich**

Angesichts der sich ständig verändernden Natur des Bereichs der geriatrischen Pflege ist es für Krankenpfleger eine ständige Aufgabe, ihre Fähigkeiten und ihr Wissen auf dem neuesten Stand zu halten. Hier sind die Gründe, warum diese regelmäßige Aktualisierung von entscheidender Bedeutung ist :

Einhaltung von Berufsstandards
Als Krankenpfleger sind Sie verpflichtet, die festgelegten beruflichen und ethischen Standards einzuhalten. Dazu gehört auch die Verpflichtung, Ihre Fähigkeiten auf dem neuesten Stand zu halten, um eine qualitativ hochwertige und den besten Praktiken entsprechende Pflege zu leisten.

Reaktion auf medizinische Fortschritte
Fortschritte in der medizinischen Forschung, Entdeckungen und neue Technologien führen zu Veränderungen in den Behandlungsprotokollen und klinischen Ansätzen. Wenn Sie Ihre Fähigkeiten auf dem neuesten Stand halten, können Sie effektiv auf diese Entwicklungen reagieren.

Anpassung an die sich ändernden Bedürfnisse der Patienten
Die Bedürfnisse älterer Patienten ändern sich mit dem Auftreten neuer Krankheiten und Gesundheitsprobleme. Wenn Sie Ihr Wissen auf dem neuesten Stand halten, können Sie Ihre Pflege so anpassen, dass sie den besonderen Bedürfnissen jedes einzelnen Patienten gerecht wird.

Vermeidung von medizinischen Fehlern
Die regelmäßige Aktualisierung Ihrer klinischen Fähigkeiten und Ihres medizinischen Wissens hilft, medizinische Fehler zu vermeiden, da Sie mit den neuesten

Behandlungsprotokollen vertraut sind und veraltete Praktiken vermeiden.

Verbesserung der Patientensicherheit
Ältere Patienten sind anfälliger für medizinische Komplikationen. Ihre Fähigkeiten auf dem neuesten Stand zu halten, hilft Ihnen, Anzeichen einer Verschlechterung frühzeitig zu erkennen und Maßnahmen zur Vermeidung von Komplikationen zu ergreifen, wodurch die Patientensicherheit erhöht wird.

Wissen über neue Therapien
Es werden neue Therapien und Behandlungen entwickelt, um den besonderen Bedürfnissen älterer Menschen gerecht zu werden. Wenn Sie Ihre Fähigkeiten auf dem neuesten Stand halten, können Sie diese Therapien integrieren, um optimale Behandlungsmöglichkeiten zu bieten.

Förderung der Qualität der Pflege
Wenn Sie über bewährte Verfahren, Pflegestandards und Behandlungsprotokolle gut informiert sind, tragen Sie dazu bei, die Qualität der Pflege, die Sie Ihren älteren Patienten anbieten, zu erhalten und zu verbessern.

Aufrechterhaltung der beruflichen Glaubwürdigkeit
Indem Sie auf dem neuesten Stand bleiben, stärken Sie Ihre berufliche Glaubwürdigkeit als Krankenpfleger. Patienten, Familien und Kollegen werden Vertrauen in Ihre Fähigkeiten und in Ihre Fähigkeit, eine evidenzbasierte Pflege zu leisten, haben.

Berufliche Autonomie
Aktuelles Wissen verleiht Ihnen mehr Autonomie bei der klinischen Entscheidungsfindung. Sie sind besser gerüstet, um Behandlungsoptionen zu bewerten, Patienten die Wahl zu erklären und mit anderen Mitgliedern des Behandlungsteams zusammenzuarbeiten.

Berufliche Entfaltung
Wenn Sie Ihre Fähigkeiten und Ihr Wissen auf dem neuesten Stand halten, kann dies zu einer größeren beruflichen Zufriedenheit führen, da Sie sich kompetent, selbstbewusst und in der Lage fühlen, eine qualitativ hochwertige Pflege zu leisten.

Zusammenfassend lässt sich sagen, dass es für Krankenpfleger von entscheidender Bedeutung ist, ihre Fähigkeiten und ihr Wissen auf dem neuesten Stand zu halten, um auf die sich ändernden Bedürfnisse der Patienten eingehen zu können, eine qualitativ hochwertige Pflege zu gewährleisten, medizinische Fehler zu vermeiden und bei medizinischen Entwicklungen auf dem neuesten Stand zu bleiben. Dies ermöglicht es Ihnen, den älteren Menschen, die Sie betreuen, weiterhin eine außergewöhnliche Pflege zu bieten.

Entwicklungen in der geriatrischen Praxis und neue Technologien

- **Integration neuer Technologien in die geriatrische Versorgung**

Die Integration neuer Technologien in die geriatrische Versorgung ist von entscheidender Bedeutung geworden, um die Qualität, Effizienz und Sicherheit der Versorgung älterer Menschen zu verbessern. Diese Technologien bieten einzigartige Möglichkeiten zur Verbesserung der Pflege und der Lebensqualität älterer Patienten. Hier sind die Gründe, warum diese Integration so wichtig ist :

Telegesundheit und Fernbetreuung
Mithilfe von Telehealth-Technologien können Krankenpfleger Patienten aus der Ferne überwachen, Vitalzeichen verfolgen, Medikamente verwalten und virtuelle Sprechstunden anbieten. Dies ist besonders für

ältere Patienten hilfreich, die möglicherweise Schwierigkeiten haben, sich zu bewegen oder häufige Arzttermine wahrzunehmen.

Elektronische Gesundheitsakten

Elektronische Patientenakten ermöglichen einen schnellen und sicheren Zugriff auf medizinische Informationen von Patienten und erleichtern so die Koordination der Pflege zwischen verschiedenen Gesundheitsfachkräften. So wird sichergestellt, dass alle Teammitglieder über die spezifischen Bedürfnisse und laufenden Behandlungen jedes einzelnen älteren Patienten informiert sind.

Apps zur Gesundheitsüberwachung

Es gibt eine Vielzahl von mobilen Anwendungen, die älteren Patienten dabei helfen sollen, ihre Gesundheit zu überwachen, von der körperlichen Aktivität bis hin zur Verwaltung von Medikamenten. Krankenpfleger können die Nutzung dieser Apps empfehlen und anleiten, um das Selbstmanagement und die Prävention von Gesundheitsproblemen zu fördern.

Verbundene medizinische Geräte

Vernetzte medizinische Geräte wie Blutdruckmessgeräte, Blutzuckermessgeräte und Herzfrequenzmessgeräte ermöglichen es älteren Patienten, ihre Gesundheitsparameter zu Hause zu überwachen. Krankenpfleger können dabei helfen, die gesammelten Daten zu interpretieren und die Behandlung entsprechend anzupassen.

Warn- und Sicherheitssysteme

Persönliche Warnsysteme und Sturzdetektoren helfen, die Sicherheit älterer Patienten zu gewährleisten, indem sie im Notfall schnelle Hilfe leisten. Krankenpfleger können diese Geräte empfehlen und installieren, um das Risiko von Verletzungen und Komplikationen zu verringern.

Medizinische Robotik

Die medizinische Robotik entsteht als vielversprechende Technologie für die geriatrische Pflege, indem sie Patienten bei den Aktivitäten des täglichen Lebens unterstützt und eine kontinuierliche Überwachung bietet. Krankenpfleger können mit diesen Robotern zusammenarbeiten, um die Lebensqualität und die Sicherheit der Patienten zu verbessern.

Online-Bildung und -Bewusstseinsbildung

Online-Ressourcen wie Erklärvideos und Webinare können genutzt werden, um ältere Patienten und ihre Familien über Gesundheitsprobleme, Behandlungen und Selbstmanagementstrategien aufzuklären. Krankenpfleger können diese Ressourcen empfehlen, um das Verständnis und die Betreuung der Patienten zu verbessern.

Online-Aus- und Weiterbildung

Online-Lernplattformen bieten Krankenpflegern die Möglichkeit, Fernkurse und -schulungen zu absolvieren, um ihre Fähigkeiten und Kenntnisse zu verbessern. Auf diese Weise können sie mit den Fortschritten und bewährten Verfahren in der geriatrischen Pflege auf dem Laufenden bleiben.

Bewertung und Nachverfolgung von Patienten

Online-Anwendungen und -Tools erleichtern die Beurteilung und Überwachung von Patienten. Mithilfe von Fragebögen und Skalen, die speziell auf ältere Menschen zugeschnitten sind, können Sie den psychologischen Gesundheitszustand, die kognitive Funktion, die Ernährung und vieles mehr überwachen.

Verbesserung der interprofessionellen Kommunikation

Kommunikationstechnologien wie Videokonferenzen und sichere E-Mail-Anwendungen erleichtern die Kommunikation zwischen den Mitgliedern des Pflegeteams und ermöglichen einen schnellen Austausch von

Informationen, die für die Pflege älterer Patienten von entscheidender Bedeutung sind.

Zusammenfassend lässt sich sagen, dass die Integration neuer Technologien in die geriatrische Pflege erhebliche Vorteile in Bezug auf Überwachung, Koordination der Pflege, Prävention und Verbesserung der Lebensqualität älterer Patienten mit sich bringt. Krankenpfleger spielen eine entscheidende Rolle, indem sie den angemessenen Einsatz dieser Technologien anleiten, um den spezifischen Bedürfnissen ihrer Patienten gerecht zu werden.

- **Telemedizin, mobile Anwendungen und Fernbetreuung älterer Patienten**

Der Aufschwung der Telemedizin und der mobilen Anwendungen hat der geriatrischen Versorgung spannende neue Möglichkeiten eröffnet, da sie die Fernbetreuung älterer Patienten ermöglicht. Diese Technologien bieten erhebliche Vorteile für Patienten, Familien und Angehörige der Gesundheitsberufe, die an der Pflege älterer Menschen beteiligt sind. Hier erfahren Sie, warum ihr Einsatz so wichtig ist :

Verbesserter Zugang zur Gesundheitsversorgung
Für ältere Patienten kann es schwierig sein, sich für häufige Arztbesuche zu bewegen. Mithilfe von Telemedizin und mobilen Anwendungen können Patienten bequem von zu Hause aus auf Arztbesuche und Pflegetipps zugreifen und so geografische und physische Hindernisse abbauen.

Kontinuierliche Gesundheitsüberwachung
Mithilfe von mobilen Apps und vernetzten Geräten können Krankenpfleger und Ärzte Vitalzeichen, Glukosespiegel, Blutdruck und andere wichtige Gesundheitsparameter in Echtzeit überwachen. Dadurch können Probleme frühzeitig erkannt und bei Bedarf schnell eingegriffen werden.

Umgang mit chronischen Krankheiten

Viele ältere Menschen leiden an chronischen Krankheiten wie Diabetes, Bluthochdruck und Herzerkrankungen. Mithilfe von mobilen Anwendungen können sie ihre Symptome, Medikamente und körperlichen Aktivitäten verfolgen und so dabei helfen, ihre Gesundheitszustände effektiv zu verwalten.

Selbstverwaltung und Patientenbildung

Mobile Anwendungen stellen älteren Patienten Informationen und Bildungsressourcen zur Verfügung und helfen ihnen dabei, ihre Gesundheitsprobleme, Behandlungen und Selbstmanagementmaßnahmen besser zu verstehen. Dies ermutigt die Patienten, eine aktive Rolle in ihrer Versorgung zu übernehmen.

Vermeidung von Komplikationen

Durch die Fernüberwachung werden Veränderungen im Gesundheitszustand älterer Patienten frühzeitig erkannt, sodass Krankenpfleger und Ärzte eingreifen können, bevor es zu Komplikationen kommt. Dies verringert das Risiko von schwerwiegenden Komplikationen und Krankenhausaufenthalten.

Koordination der Pflege

Telemedizin und mobile Anwendungen erleichtern die Koordination der Pflege zwischen verschiedenen Gesundheitsfachkräften. Medizinische Informationen sind in Echtzeit zugänglich, was eine gemeinschaftliche Entscheidungsfindung und eine nahtlose Kommunikation ermöglicht, um eine einheitliche und wirksame Behandlung zu gewährleisten.

Psychosoziale Unterstützung

Ältere Patienten können sich isoliert fühlen, insbesondere wenn sie chronische Krankheiten oder körperliche Einschränkungen haben. Mobile Anwendungen bieten Chat- und Messaging-Funktionen, die es Patienten ermöglichen, mit ihrem Pflegeteam in Verbindung zu bleiben und psychosoziale Unterstützung zu erhalten.

Nachverfolgung von Medikamenten
Mithilfe mobiler Anwendungen können Patienten Erinnerungen an Medikamente festlegen, die Einhaltung der Behandlung überwachen und potenzielle Nebenwirkungen erfassen. Dies verbessert die Arzneimittelsicherheit und die gesamte Patientenversorgung.

Einfache Anwendung bei älteren Patienten
Einige mobile Anwendungen sind speziell darauf ausgelegt, für ältere Menschen benutzerfreundlich zu sein, mit einer einfachen Benutzeroberfläche und intuitiven Funktionen. Dies erleichtert es den Patienten, sich an die App zu gewöhnen und fördert ihre Teilnahme.

Kosten senken
Telemedizin und Fernbetreuung können die Kosten senken, die mit häufigen Arztbesuchen und Krankenhausaufenthalten verbunden sind. Dadurch können auch die Reisekosten für ältere Patienten und ihre Familien minimiert werden.

Zusammenfassend lässt sich sagen, dass die Integration von Telemedizin, mobilen Anwendungen und Fernüberwachung in die geriatrische Versorgung eine moderne Lösung für die besonderen Bedürfnisse älterer Patienten bietet. Diese Technologien verbessern den Zugang zur Gesundheitsversorgung, den Umgang mit chronischen Krankheiten, die Koordination der Pflege und die Lebensqualität, während sie gleichzeitig die Kosten senken und das Selbstmanagement der Patienten fördern. Krankenpfleger spielen eine Schlüsselrolle bei der Umsetzung und Förderung dieser Technologien zum Nutzen ihrer Patienten.

- **Anpassung an wissenschaftliche Fortschritte und aktualisierte medizinische Empfehlungen**

Im sich ständig weiterentwickelnden Bereich der geriatrischen Pflege ist es für Krankenpfleger von entscheidender Bedeutung, über wissenschaftliche Fortschritte und aktuelle medizinische Empfehlungen auf dem Laufenden zu bleiben. Diese ständige Anpassung ermöglicht eine qualitativ hochwertige und den besten Praktiken entsprechende Pflege älterer Patienten. Hier erfahren Sie, warum diese Anpassungsfähigkeit so wichtig ist:

Entwicklung des medizinischen Wissens
Die medizinische Forschung schreitet rasch voran und führt zu neuen Erkenntnissen über Krankheiten, Behandlungen und bewährte Verfahren in der Altenpflege. Krankenpfleger müssen über diese Entwicklungen auf dem Laufenden bleiben, um sicherzustellen, dass ihre Fähigkeiten mit den neuesten Erkenntnissen in Einklang stehen.

Auswirkungen auf die Qualität der Pflege
Die Anpassung an den wissenschaftlichen Fortschritt ermöglicht es Krankenpflegern, eine evidenzbasierte Pflege zu leisten und so die Qualität der Versorgung älterer Patienten zu verbessern. Aktuelle medizinische Empfehlungen sind in der Regel das Ergebnis sorgfältiger Forschung und klinischer Erfahrungen, wodurch eine optimale Pflege gewährleistet wird.

Prävention und Management von Komplikationen
Durch die Übernahme aktualisierter medizinischer Empfehlungen können Komplikationen bei älteren Patienten antizipiert und verhindert werden. Wenn Krankenpfleger die besten Präventions- und Managementstrategien kennen, können sie dazu beitragen, das Risiko von Komplikationen zu verringern und die Lebensqualität der Patienten zu verbessern.

Einhaltung von Berufsstandards

Krankenpfleger sind verpflichtet, die geltenden beruflichen Standards und Leitlinien zu befolgen. Durch die Anpassung an aktuelle medizinische Empfehlungen wird sichergestellt, dass die Pflege diesen Standards entspricht, was die Glaubwürdigkeit und den beruflichen Ruf stärkt.

Personalisierung der Pflege

Aktualisierte medizinische Empfehlungen können individuellere Behandlungsoptionen bieten, die auf die individuellen Bedürfnisse älterer Patienten zugeschnitten sind. Krankenpfleger, die auf dem neuesten Stand bleiben, können mit Ärzten zusammenarbeiten, um patientenindividuelle Behandlungspläne zu erstellen.

Abschwächung der mit der Polypharmazie verbundenen Risiken

Ältere Patienten nehmen oft mehrere Medikamente ein. Indem sie über potenzielle Arzneimittelwechselwirkungen und neue Arzneimittelempfehlungen informiert bleiben, können Krankenpfleger dazu beitragen, die mit der Polypharmazie verbundenen Risiken zu minimieren.

Informierte Entscheidungsfindung

Die Anpassung an wissenschaftliche Fortschritte und aktualisierte medizinische Empfehlungen ermöglicht es Krankenpflegern, in Zusammenarbeit mit Patienten und Ärzten fundierte Entscheidungen zu treffen. Dies fördert einen Ansatz der gemeinsamen Entscheidungsfindung, bei dem die Patienten in ihre Pflege einbezogen werden.

Interdisziplinäre Zusammenarbeit

Aktuelle medizinische Empfehlungen sind oft das Ergebnis der Zusammenarbeit verschiedener Gesundheitsfachkräfte. Wenn Krankenpfleger auf dem neuesten Stand bleiben, können sie effektiv mit anderen Teammitgliedern zusammenarbeiten, um eine umfassende und koordinierte Versorgung zu gewährleisten.

<u>Verbesserung des Vertrauens zwischen Patient und Krankenpfleger</u>
Patienten haben tendenziell mehr Vertrauen in Krankenpfleger, die über die neuesten medizinischen Entwicklungen Bescheid wissen. Dies stärkt die Beziehung zwischen Patient und Krankenpfleger und fördert eine offene Kommunikation und den Austausch von Informationen.

<u>Förderung der beruflichen Entwicklung</u>
Die ständige Anpassung an medizinische Entwicklungen fördert die berufliche Entwicklung von Krankenpflegern. Dies fördert das kontinuierliche Lernen und das persönliche Wachstum, was sowohl den Patienten als auch der beruflichen Laufbahn zugute kommt.

Zusammenfassend lässt sich sagen, dass die Anpassung an wissenschaftliche Fortschritte und aktualisierte medizinische Empfehlungen für Krankenpfleger von entscheidender Bedeutung ist, um eine qualitativ hochwertige Pflege zu gewährleisten, Komplikationen vorzubeugen und die Sicherheit und Zufriedenheit der Patienten zu verbessern. Dies erfordert ein ständiges Engagement für das kontinuierliche Lernen und die Aktualisierung der Kompetenzen und trägt so zu einem hohen Pflegeniveau für die ältere Bevölkerung bei.

Persönliche und berufliche Entfaltung als Krankenpfleger

* **Gleichgewicht zwischen Berufs- und Privatleben**
Ein ausgewogenes Verhältnis zwischen Berufs- und Privatleben ist für Krankenpfleger von entscheidender Bedeutung, da sie aufgrund der anspruchsvollen Natur ihrer Arbeit und der Betreuung älterer Patienten mit einzigartigen Herausforderungen konfrontiert sind. Ein

gesundes Gleichgewicht zwischen beruflichen Verpflichtungen und persönlichen Bedürfnissen zu finden, ist entscheidend für die Aufrechterhaltung einer optimalen Leistung und einer guten psychischen Gesundheit. Hier erfahren Sie, warum dieses Gleichgewicht so wichtig ist:

Abbau von Stress

Die geriatrische Pflege kann aufgrund der komplexen Bedürfnisse älterer Patienten emotional anspruchsvoll sein. Ein ausgewogenes Verhältnis zwischen Berufs- und Privatleben ermöglicht es Krankenpflegern, sich zu erholen und den bei der Arbeit angesammelten Stress abzubauen.

Burnout vorbeugen

Burnout ist aufgrund der emotionalen und physischen Belastung, die mit der Pflege älterer Patienten verbunden ist, ein ernsthaftes Risiko für Krankenpfleger. Indem Krankenpfleger angemessen auf ihr persönliches Wohlbefinden achten, können sie einem Burnout vorbeugen.

Förderung der psychischen Gesundheit

Ein gesundes Gleichgewicht ermöglicht es Krankenpflegern, sich Zeit für sich selbst zu nehmen, entspannende Aktivitäten auszuüben und soziale Beziehungen zu pflegen. Dies trägt positiv zu ihrer psychischen Gesundheit bei, indem es das Risiko von Depressionen, Angstzuständen und Überforderung verringert.

Verbesserung der Produktivität

Wenn sich Krankenpfleger ausgeglichen und ausgeruht fühlen, steigt ihr Energie- und Konzentrationsniveau, wodurch sich ihre Arbeitsproduktivität verbessert. Sie können sich effektiver auf ihre Aufgaben konzentrieren und treffen bessere Entscheidungen bei der Patientenversorgung.

Stärkung der zwischenmenschlichen Beziehungen

Ein ausgewogenes Verhältnis zwischen Berufs- und Privatleben ermöglicht es Krankenpflegern, Zeit für ihre Angehörigen aufzuwenden und so ihre familiären und freundschaftlichen Beziehungen zu stärken. Starke soziale Bindungen bieten wertvolle emotionale Unterstützung.

Förderung der Selbstverwaltung

Krankenpfleger, die eine gute Work-Life-Balance praktizieren, kümmern sich eher um ihre eigene Gesundheit, indem sie einen gesunden Lebensstil pflegen. Dazu gehören regelmäßige Bewegung, eine ausgewogene Ernährung und ausreichend Ruhe.

Bewahrung der Leidenschaft für die Pflege

Ein gesundes Gleichgewicht verhindert Burnout, sodass die Krankenpfleger ihre Leidenschaft für die geriatrische Pflege aufrechterhalten können. Dies führt zu einer besseren Pflegequalität und einer positiven Einstellung gegenüber den Patienten.

Effektives Zeitmanagement

Eine ausgewogene Work-Life-Balance zwingt Krankenpfleger dazu, ihre Zeit effizienter zu nutzen. Dies fördert die Planung und Priorisierung, was sowohl für die Arbeit als auch für das Privatleben von Vorteil sein kann.

Nachhaltiges Engagement in der Karriere

Wenn Krankenpfleger Burnout vermeiden und ein Gleichgewicht aufrechterhalten, ist es wahrscheinlicher, dass sie langfristig in ihrer Karriere engagiert bleiben. Dies kommt nicht nur den Krankenpflegern selbst zugute, sondern auch ihren Patienten und dem Pflegeteam.

Positives Modell für Patienten

Indem sie zeigen, wie wichtig eine ausgeglichene Work-Life-Balance ist, bieten die Krankenpfleger ein positives

Vorbild für ihre älteren Patienten. Sie demonstrieren, wie wichtig ein ausgewogener Lebensstil auch im Alter ist.

Zusammenfassend lässt sich sagen, dass ein ausgewogenes Verhältnis zwischen Berufs- und Privatleben für Krankenpfleger von entscheidender Bedeutung ist, um ihr Wohlbefinden zu erhalten, Burnout zu vermeiden und eine qualitativ hochwertige Pflege für ältere Patienten zu gewährleisten. Dies erfordert eine sorgfältige Planung, eine offene Kommunikation mit Kollegen und die Erkenntnis, dass es wichtig ist, sich um sich selbst zu kümmern, um sich besser um andere kümmern zu können.

- **Umgang mit Stress und Burnout im geriatrischen Kontext**

Krankenpfleger sind aufgrund ihrer anspruchsvollen Aufgaben und der Komplexität der Altenpflege häufig mit einem hohen Maß an Stress konfrontiert. Wenn Stress nicht effektiv bewältigt wird, kann er sich zu einem Burnout entwickeln und die psychische und physische Gesundheit der Krankenpfleger sowie die Qualität der geleisteten Pflege gefährden. Hier sind Strategien zur Stressbewältigung und Burnout-Prävention im geriatrischen Kontext :

Erkennen Sie die Anzeichen von Stress
Der erste Schritt zur Stressbewältigung besteht darin, die Warnsignale zu erkennen. Dazu können Gefühle von Erschöpfung, Reizbarkeit, emotionaler Losgelöstheit und chronischer Müdigkeit gehören. Wenn Krankenpfleger diese Anzeichen erkennen, können sie schneller handeln, um zu verhindern, dass der Stress außer Kontrolle gerät.

Selbstfürsorge praktizieren
Sich um die eigene körperliche und geistige Gesundheit zu kümmern, ist von entscheidender Bedeutung. Dazu

gehören eine ausgewogene Ernährung, regelmäßige Bewegung, ausreichend Schlaf und Freizeitaktivitäten. Indem sie sich Zeit für ihre eigenen Bedürfnisse nehmen, können Krankenpfleger ihre Stressresilienz stärken.

Entspannungstechniken anwenden
Entspannungstechniken wie Meditation, tiefes Atmen und Yoga können helfen, Stress abzubauen und ein Gefühl der Ruhe zu fördern. Krankenpfleger können diese Praktiken in ihre tägliche Routine einbauen, um Stress effektiv zu bewältigen.

Grenzen setzen
Es ist wichtig, klare Grenzen zwischen Arbeit und Privatleben zu ziehen. Das bedeutet, dass Sie außerhalb der Arbeitszeit keine geschäftlichen E-Mails oder Anrufe beantworten und lernen, nein zu sagen, wenn die Arbeitslast zu erdrückend wird.

Ein Unterstützungsnetzwerk kultivieren
Ein Netzwerk von Kollegen, Freunden und Verwandten zu haben, mit denen man seine Erfahrungen und Gefühle teilen kann, kann äußerst hilfreich sein. Soziale Unterstützung kann helfen, Stress zu lindern, indem sie einen Raum bietet, in dem man seine Gefühle ausdrücken und sich Rat holen kann.

Regelmäßige Pausen machen
Krankenpfleger sollten im Laufe ihres Arbeitstages regelmäßig Pausen einlegen, um sich geistig und körperlich zu erholen. Selbst kurze Pausen können helfen, Stress abzubauen und die Produktivität zu steigern.

Offene Kommunikation fördern
Eine offene Kommunikation mit Kollegen und Vorgesetzten kann helfen, Stressquellen zu erkennen und Lösungen zu finden. Wenn sich Krankenpfleger unterstützt fühlen und

ihnen zugehört wird, kann dies das Gefühl der Isolation und Überlastung verringern.

Realistische Ziele setzen

Das Setzen realistischer und erreichbarer Ziele hilft, Stress aufgrund unrealistischer Erwartungen zu vermeiden. Krankenpfleger sollten daran denken, dass sie nicht alles tun können und dass es wichtig ist, sich auf die wichtigsten Aufgaben zu konzentrieren.

Humor und Perspektive einsetzen

In stressigen Situationen Humor zu finden, kann helfen, Dampf abzulassen und Stress positiver zu bewältigen. Außerdem kann es helfen, einen Schritt zurückzutreten und die Situation aus einem anderen Blickwinkel zu betrachten, um Herausforderungen zu relativieren.

Um Hilfe bitten

Wenn der Stress übermächtig wird, ist es wichtig, sich Hilfe zu holen. Krankenpfleger sollten sich wohl dabei fühlen, die Unterstützung von psychosozialen Fachkräften, Beratern oder Vorgesetzten in Anspruch zu nehmen, um Stress zu bewältigen und Burnout vorzubeugen.

Zusammenfassend lässt sich sagen, dass die Bewältigung von Stress und Burnout für Krankenpfleger von entscheidender Bedeutung ist, um ihr Wohlbefinden und ihre Fähigkeit zur Erbringung qualitativ hochwertiger Pflegeleistungen zu erhalten. Durch die Anwendung von Selbstpflegestrategien, das Setzen von Grenzen und die Suche nach Unterstützung können Krankenpfleger einem Burnout vorbeugen und eine erfüllende Karriere in der Altenpflege aufrechterhalten.

- **Zufriedenheit und Erfüllung in der Karriere als Krankenpfleger finden**

Die Arbeit als Krankenpfleger kann unglaublich befriedigend sein und bietet die Möglichkeit, einen bedeutenden Einfluss auf das Leben älterer Menschen und ihrer Familien zu nehmen. Zufriedenheit und Erfüllung in dieser Karriere zu finden, erfordert ein Gleichgewicht zwischen Herausforderungen und positiven Momenten sowie die Anerkennung des Wertes der geleisteten Pflege. So können Krankenpfleger in ihrer geriatrischen Laufbahn Befriedigung finden :

Kleine Siege anerkennen
Die Fortschritte bei älteren Patienten können langsamer sein, aber jede kleine Verbesserung zählt. Das kann eine verbesserte Mobilität, eine bessere Schmerzbewältigung oder einfach ein dankbares Lächeln sein. Krankenpfleger sollten sich die Zeit nehmen, diese kleinen Siege zu würdigen, und sich daran erinnern, dass sie zur Lebensqualität der Patienten beitragen.

Sinnvolle Verbindungen schaffen
Die Arbeit mit älteren Menschen ermöglicht es Krankenpflegern, tiefe Beziehungen zu den Patienten und ihren Familien aufzubauen. Diese Beziehungen können große Befriedigung verschaffen, da sie zeigen, welche positiven Auswirkungen die Pflege auf das Leben der Patienten hat.

Die Autonomie der Patienten aufwerten
Wenn Krankenpfleger Patienten dabei helfen, ihre Selbstständigkeit zu erhalten oder wiederzuerlangen, kann dies äußerst befriedigend sein. Wenn Patienten ermutigt werden, Aufgaben zu erledigen, die sie für unmöglich hielten, kann dies ihr Selbstwertgefühl stärken und dem Krankenpfleger ein Gefühl der Erfüllung vermitteln.

Die Dankbarkeit der Familien bezeugen

Die Familien älterer Patienten drücken Krankenpflegern gegenüber häufig ihre Dankbarkeit für die fürsorgliche und mitfühlende Pflege aus. Worte des Dankes und der Anerkennung zu erhalten, kann für Krankenpfleger eine Quelle der Zufriedenheit und Motivation sein.

Sich an die Bedeutung der Rolle erinnern

Krankenpfleger spielen eine entscheidende Rolle im Leben älterer Patienten, indem sie ihnen eine qualitativ hochwertige Pflege bieten und ihre Lebensqualität verbessern. Sich immer wieder an die Bedeutung dieser Rolle zu erinnern, kann ein tiefes Gefühl der Erfüllung mit sich bringen.

Weiter lernen und wachsen

Durch kontinuierliches Lernen im Bereich der Geriatrie sind Krankenpfleger in der Lage, eine kompetentere und angemessenere Pflege zu leisten. Da Krankenpfleger neue Fähigkeiten und Kenntnisse erwerben, können sie sich kompetenter fühlen und zufriedener mit ihrer Karriere sein.

Positive Erfahrungen teilen

Wenn Sie sich die Zeit nehmen, positive Erfahrungen mit Kollegen zu teilen, kann dies das Gefühl der Erfüllung verstärken. Es kann auch andere Krankenpfleger dazu ermutigen, den Wert ihrer Arbeit zu erkennen und sich weiterhin für den Beruf zu engagieren.

Sich um die eigene Gesundheit kümmern

Krankenpfleger sollten daran denken, dass ihr eigenes Wohlbefinden für die Bereitstellung einer qualitativ hochwertigen Pflege von entscheidender Bedeutung ist. Wenn sie sich um ihre eigene Gesundheit kümmern und ein Gleichgewicht zwischen Berufs- und Privatleben herstellen, trägt dies zu ihrer allgemeinen Zufriedenheit bei.

Sich auf das Pflichtbewusstsein konzentrieren
Das Gefühl, einer größeren Sache zu dienen, nämlich zum Wohlbefinden und Komfort älterer Patienten beizutragen, kann eine tiefe Quelle der Zufriedenheit und des Stolzes sein.

Finden Sie ein Gleichgewicht zwischen Herausforderungen und Belohnungen
Die Arbeit in der Geriatrie kann Herausforderungen mit sich bringen, aber diese Herausforderungen können auch die tiefsten Quellen der Befriedigung sein. Das Gleichgewicht zwischen schwierigen und lohnenden Momenten zu finden, ist entscheidend, um die Zufriedenheit in dieser Karriere aufrechtzuerhalten.

Zusammenfassend lässt sich sagen, dass Zufriedenheit und Erfüllung in der Laufbahn des Krankenpflegers aus der Anerkennung kleinerer Siege, dem Aufbau von Beziehungen, der Wertschätzung der Autonomie der Patienten und der Anerkennung der positiven Auswirkungen der Pflege resultieren. Durch die Wertschätzung lohnender Momente und das Engagement für das eigene Wohlergehen können Krankenpfleger ein dauerhaftes Gefühl der Zufriedenheit in ihrer Laufbahn in der Altenpflege aufrechterhalten.

Kapitel 11

Management von Not- und Krisensituationen

- **Umgang mit häufigen medizinischen Notfällen bei älteren Menschen.**

Medizinische Notfälle können jederzeit eintreten und erfordern eine schnelle und effektive Reaktion. Bei älteren Menschen ist die Wahrscheinlichkeit von zugrunde liegenden Gesundheitsproblemen und medizinischen Komplikationen höher, was die Bewältigung medizinischer Notfälle umso komplexer macht. Einige medizinische Notfälle treten bei älteren Menschen häufiger auf, und es ist von entscheidender Bedeutung, dass Krankenpfleger gut auf diese Situationen vorbereitet sind.

Synkope und Stürze

Stürze und Synkopen (vorübergehender Bewusstseinsverlust) sind häufige Notfälle bei älteren Menschen. Die Ursachen können vielfältig sein und von Herzproblemen bis hin zu neurologischen Störungen reichen. Krankenpfleger müssen in der Lage sein, die Ursache des Sturzes oder der Synkope schnell zu beurteilen, die erforderliche Erste Hilfe zu leisten und zu entscheiden, ob weitere medizinische Maßnahmen erforderlich sind.

Akute Atemprobleme

Atemwegsinfektionen wie Lungenentzündung können bei älteren Menschen aufgrund ihres geschwächten Immunsystems schwerwiegende Folgen haben. Krankenpfleger sollten sorgfältig auf Anzeichen von Atembeschwerden, Fieber und Verwirrtheit achten und darauf vorbereitet sein, Sauerstoff zu verabreichen und Maßnahmen zur Vermeidung von Komplikationen zu ergreifen.

Myokardinfarkt und Schlaganfall

Herz-Kreislauf-Erkrankungen wie Herzinfarkt und Schlaganfall sind bei älteren Menschen mit einem erhöhten Risiko verbunden. Das frühzeitige Erkennen von Symptomen wie Brustschmerzen oder Schwäche auf einer

Körperseite ist für ein schnelles Eingreifen entscheidend. Krankenpfleger sollten darin geschult sein, schnell zu reagieren und die erforderliche Versorgung zu koordinieren, einschließlich der Benachrichtigung von Ärzten und der Verabreichung von thrombolytischen Medikamenten, falls erforderlich.

Komplikationen bei Diabetes und Bluthochdruck

Ältere Menschen mit Diabetes und Bluthochdruck haben ein höheres Risiko für akute Komplikationen wie schwere Hypoglykämie oder malignen Bluthochdruck. Krankenpfleger sollten sorgfältig auf Anzeichen eines unausgeglichenen Blutzuckerspiegels und eines hohen Blutdrucks achten und Maßnahmen zur Stabilisierung dieser Zustände ergreifen, um schwerwiegende Folgen zu verhindern.

Atemnot bei Patienten mit chronischen Atemwegserkrankungen

Bei älteren Patienten mit chronischen Atemwegserkrankungen wie der chronisch obstruktiven Lungenerkrankung (COPD) kann es zu Episoden akuter Atemnot kommen. Krankenpfleger müssen in der Lage sein, Notfallbehandlungen wie die Verabreichung von Sauerstoff und die Steuerung der Beatmung durchzuführen und Maßnahmen zur Stabilisierung des Zustands des Patienten zu ergreifen.

Akute neurologische Störungen

Krankenpfleger müssen auch auf den Umgang mit akuten neurologischen Notfällen wie epileptischen Anfällen und Gehirninfektionen vorbereitet sein. Das Erkennen von Symptomen, der Schutz des Patienten während des Anfalls und die Verabreichung von krampflösenden Medikamenten sind wichtige Fähigkeiten, um diese Situationen zu bewältigen.

Zusammenfassend lässt sich sagen, dass der Umgang mit medizinischen Notfällen bei älteren Menschen besondere Fähigkeiten und eine schnelle Entscheidungsfindung erfordert. Krankenpfleger sollten darin geschult sein, die Situation schnell einzuschätzen, Erste Hilfe zu leisten und die Versorgung mit dem medizinischen Team zu koordinieren, um den bestmöglichen Ausgang für ältere Patienten in Notfallsituationen zu gewährleisten.

- **Protokolle für die Reaktion auf Herzinfarkte, Schlaganfälle und andere Notfälle.**
Schnelles Handeln ist bei der Bewältigung medizinischer Notfälle bei älteren Menschen von entscheidender Bedeutung, insbesondere wenn es sich um Herzinfarkte, Schlaganfälle und andere lebensbedrohliche Situationen handelt. Krankenpfleger müssen mit den Reaktionsprotokollen vertraut sein, um eine wirksame und sichere Versorgung zu gewährleisten.

Herzanfälle (Myokardinfarkt)
Wenn ein älterer Patient Symptome eines Herzinfarkts wie starke Brustschmerzen, Schmerzen im linken Arm, Kiefer oder Rücken sowie Übelkeit und Schweißausbrüche aufweist, sollten Krankenpfleger folgende Schritte befolgen:
- **Hilfe rufen**: Alarmieren Sie das medizinische Notfallteam, um sofortige Hilfe zu erhalten.
- Sauerstoff verab **reichen**: Wenn nötig, Sauerstoff verabreichen, um dem Patienten beim Atmen zu helfen.
- **Überwachen und Stabilisieren**: Kontinuierliche Überwachung der Vitalzeichen des Patienten, Verabreichung von Medikamenten wie Aspirin (sofern im Protokoll erlaubt) und ggf. Vorbereitung der Ausrüstung für die Herz-Lungen-Wiederbelebung (CPR).

- **Mit dem Arzt kommunizieren**: Informieren Sie den behandelnden Arzt oder das medizinische Notfallteam über die Symptome und die ergriffenen Maßnahmen.

Zerebrovaskuläre Unfälle (Schlaganfall)
Bei Verdacht auf einen Schlaganfall bei einem älteren Patienten sollten Sie folgende Schritte befolgen:
- **Um Hilfe rufen**: Ein medizinisches Notfallteam zur Beurteilung und ggf. zum Transport in ein auf Schlaganfälle spezialisiertes Zentrum anfordern.
- **Schnelle Einschätzung**: Verwenden Sie das Akronym FAST (Facial droop, Arm weakness, Speech difficulties, Time to call), um die Anzeichen eines Schlaganfalls einzuschätzen.
- **Bequeme Position**: Bringen Sie den Patienten in eine bequeme Position, um Unbehagen und Druck auf den Hals zu verringern.
- **Kontinuierliche Überwachung**: Kontinuierliche Überwachung der Vitalzeichen des Patienten, während das medizinische Team auf den Patienten vorbereitet wird.

Andere medizinische Notfälle
Neben Herzinfarkten und Schlaganfällen gibt es noch viele andere medizinische Notfälle, mit denen ältere Menschen konfrontiert werden können. Einige Beispiele und Reaktionsprotokolle umfassen :
- **Unausgeglichener Typ-2-Diabetes**: Rasche Verabreichung von Insulin- und Glukosedosen gemäß den medizinischen Empfehlungen.
- **Akute Atemstörungen**: Sauerstoff verabreichen, bei Bedarf ein Beatmungsgerät vorbereiten und bronchienerweiternde Medikamente verabreichen.
- **Schwere allergische Reaktionen**: Adrenalin verabreichen und die Vitalzeichen engmaschig überwachen.

- **Epileptische Anfälle**: Schützen Sie den Patienten vor Verletzungen, messen Sie die Dauer des Anfalls und bieten Sie eine Nachsorge an.
- Blutungen: Blutungen mit Kompressen kontrollieren und wenn möglich direkten Druck ausüben und gleichzeitig das medizinische Notfallteam alarmieren.

Es ist von entscheidender Bedeutung, dass Krankenpfleger regelmäßig in diesen Reaktionsprotokollen geschult werden und wissen, wie sie sie an die spezifische Situation des Patienten anpassen können. Die schnelle Kommunikation mit Ärzten und medizinischen Notfallteams ist entscheidend, um die Sicherheit und das Wohlergehen älterer Patienten in medizinischen Notfallsituationen zu gewährleisten.

- **Vorbereitung auf die Behandlung von Patienten in psychischen Notsituationen.**

Psychische Not ist eine häufige Realität bei älteren Menschen, unabhängig davon, ob sie mit psychischen Störungen, schwierigen Lebenssituationen oder belastenden Ereignissen zusammenhängt. Krankenpfleger spielen bei der Bewältigung dieser Situationen eine entscheidende Rolle, indem sie emotionale Unterstützung bieten und den Zugang zu geeigneten Ressourcen erleichtern.

Anerkennung von psychischer Notlage
Der erste Schritt bei der Behandlung von Patienten mit psychischer Notlage besteht darin, die Anzeichen und Symptome dieser Notlage zu erkennen. Zu diesen Anzeichen können Angstzustände, Depressionen, anhaltende Traurigkeit, Reizbarkeit, Veränderungen der Schlaf- und Essgewohnheiten sowie Suizidgedanken gehören. Krankenpfleger sollten bei der Interaktion mit älteren Patienten auf diese Anzeichen achten.

Aktives Zuhören und emotionale Unterstützung

Wenn ein älterer Patient Anzeichen einer psychischen Notlage zeigt, sollten Krankenpfleger aktiv zuhören und emotionale Unterstützung anbieten. Sich die Zeit zu nehmen, mit dem Patienten zu sprechen, offene Fragen zu stellen und Einfühlungsvermögen zu zeigen, kann dazu führen, dass sich der Patient gehört und verstanden fühlt. Eine patientenzentrierte Kommunikation ist für den Aufbau einer vertrauensvollen Beziehung von entscheidender Bedeutung.

Bewertung von Schweregrad und Risiken

Es ist wichtig, den Schweregrad der psychischen Notlage zu beurteilen und festzustellen, ob Sicherheitsrisiken für den Patienten bestehen, wie z. B. Suizidgedanken. Krankenpfleger sollten darin geschult sein, sensible Fragen zu stellen und die Situation angemessen zu bewerten. Wenn Sicherheitsrisiken festgestellt werden, kann eine medizinische oder psychiatrische Notfallintervention erforderlich sein.

Orientierung an geeigneten Ressourcen

Krankenpfleger sollten über die verfügbaren Ressourcen zur Unterstützung von Patienten in psychischen Notlagen informiert sein. Dazu können psychosoziale Dienste, Therapeuten, Selbsthilfegruppen und Telefon-Hotlines gehören. Ältere Patienten können besondere Bedürfnisse im Bereich der psychischen Gesundheit haben, und Krankenpfleger sollten in der Lage sein, sie an qualifizierte Fachkräfte zu verweisen.

Koordination mit dem Pflegeteam

Wenn ein älterer Patient eine psychische Notlage aufweist, ist es wichtig, dass der Krankenpfleger mit dem Pflegeteam kommuniziert, um einen ganzheitlichen Ansatz zu gewährleisten. Ärzte, Psychologen, Sozialarbeiter und andere Angehörige der Gesundheitsberufe können zusammenarbeiten, um einen umfassenden Pflegeplan zu erstellen, der den körperlichen und emotionalen Bedürfnissen des Patienten gerecht wird.

Zusammenfassend lässt sich sagen, dass die Vorbereitung auf die Versorgung von Patienten in psychischen Notsituationen Fähigkeiten wie aktives Zuhören, emotionale Unterstützung und Risikobewertung erfordert. Krankenpfleger sollten darauf vorbereitet sein, Anzeichen von Notlagen zu erkennen, angemessene Unterstützung anzubieten und Patienten an die notwendigen Ressourcen zur Förderung ihres psychischen Wohlbefindens zu verweisen.

www.ingramcontent.com/pod-product-compliance
Lightning Source LLC
Chambersburg PA
CBHW072146290526
45794CB00004B/1426